Suizidalität

Leitfaden Kinder- und Jugendpsychotherapie
Band 27

Suizidalität

Prof. Dr. Christoph Wewetzer, Dr. Kurt Quaschner

Herausgeber der Reihe:

Prof. Dr. Manfred Döpfner, Prof. Dr. Dr. Martin Holtmann,
Prof. Dr. Franz Petermann

Begründer der Reihe:

Manfred Döpfner, Gerd Lehmkuhl, Franz Petermann

Christoph Wewetzer
Kurt Quaschner

Suizidalität

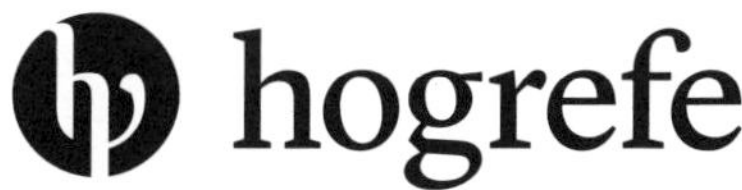

Prof. Dr. med. Christoph Wewetzer, geb. 1959. Seit 2005 Leiter der Klinik für Kinder- und Jugendpsychiatrie und Psychotherapie der städtischen Kliniken Köln gGmbH.

Dr. Kurt Quaschner, geb. 1955. Seit 2004 Leitender Psychologe an der Klinik für Kinder- und Jugendpsychiatrie; Psychosomatik und Psychotherapie des Universitätsklinikums Marburg.

Bibliografische Information der Deutschen Nationalbibliothek
Die Deutsche Nationalbibliothek verzeichnet diese Publikation in der Deutschen Nationalbibliografie; detaillierte bibliografische Daten sind im Internet über http://dnb.dnb.de abrufbar.

Hogrefe Verlag GmbH & Co. KG
Merkelstraße 3
37085 Göttingen
Deutschland
Tel. +49 551 999 50 0
Fax +49 551 999 50 111
verlag@hogrefe.de
www.hogrefe.de

Satz: Matthias Lenke, Weimar
Druck: mediaprint solutions GmbH, Paderborn
Printed in Germany
Auf säurefreiem Papier gedruckt

1. Auflage 2019

(E-Book-ISBN [PDF] 978-3-8409-2657-0; E-Book-ISBN [EPUB] 978-3-8444-2657-1)
ISBN 978-3-8017-2657-7
http://doi.org/10.1026/02657-000

Einleitung: Grundlagen und Aufbau des Buches

Suizidalität umfasst ein breites Spektrum, von Suizidgedanken und Suizidwünschen, konkreten Suizidabsichten und drängenden Suizidimpulsen bis hin zu Suizidversuchen und Suiziden. Es ist ein Phänomen, mit dem der behandelnde Arzt/Therapeut immer häufiger konfrontiert wird und welches in der klinischen Praxis immer mehr Raum einnimmt.

In der klinischen Arbeit kommt damit der Einschätzung der akuten Suizidalität große Bedeutung zu. Wie konkret sind die Suizidgedanken, Vorstellungen des Patienten und welche Form der Intervention ist angebracht? Reicht eine kurze Krisenintervention oder benötigt er eine längerfristige stationäre Therapie? Welche Therapie ist unter Berücksichtigung einer möglichen komorbiden Symptomatik indiziert? Wie sieht die rechtliche Situation aus? Sollte oder muss der Patient stationär auf eine geschützte Station aufgenommen werden?

Aufgrund der klinischen Relevanz von Suizidalität wurde dieser Leitfaden, unter Berücksichtigung der aktuellen AWMF-Leitlinien (DGKJP, 2013; 2016) und internationaler Standards, erstellt. Wir hoffen, dass er zu einem besseren Verständnis sowie zu mehr Sicherheit in der Diagnostik und Therapie führt, mit dem Ziel, gefährdete Patienten früher zu erkennen und spezifisch zu behandeln.

1 Im ersten Teil des Buches ist der Stand der Forschung bezüglich Symptomatik, Definition, Klassifikation, Epidemiologie, Komorbidität, Pathogenese, Verlauf und Therapie in den für die Formulierung der Leitlinien relevanten Aspekten zusammenfassend beschrieben.

2 Im zweiten Teil sind die insgesamt 14 *Leitlinien* zu folgenden Bereichen formuliert und ihre Umsetzung in die Praxis dargestellt:

- Diagnostik und Verlaufskontrolle,
- Behandlungsindikationen,
- Therapie.

3 Im dritten Kapitel sind *Verfahren* kurz und prägnant beschrieben, die für die Diagnostik, die Verlaufskontrolle und die Behandlung angewandt werden können.

4 Das vierte Kapitel beinhaltet *Materialien* zur Diagnostik und Verlaufskontrolle sowie zur Therapie. Sie erleichtern die Umsetzung der Leitlinien in die klinische Praxis.

5 Im fünften Kapitel ist anhand zweier *Fallbeispiele* die Umsetzung der Leitlinien in die klinische Praxis abschließend illustriert. Die Darstellung orientiert sich an den Gliederungspunkten des Antragsverfahrens für Psychotherapie im Rahmen der gesetzlichen Krankenversorgung.

Zur leichteren Lesbarkeit wird im gesamten Leitfaden (außer in der Fallbeschreibung) das generische Maskulinum verwendet.

Dieser Band wird durch einen kompakten Ratgeber Suizidalität (Wewetzer & Quaschner, 2019) ergänzt, der Informationen für Betroffene, Eltern, Erzieher, Lehrer und Ausbilder beinhaltet. Der Ratgeber informiert über suizidale Gedanken und suizidale Handlungen und seine möglichen Ursachen. Er legt dar, welchen Faktoren ein besonderes Risiko für suizidale Handlungen darstellen und welche Behandlungsmöglichkeiten bestehen. Eltern, Lehrer und Erzieher erhalten konkrete Ratschläge und Anleitungen zum Umgang mit der Problematik. Jugendlichen werden Ratschläge und Anleitungen zur Selbsthilfe gegeben.

Köln und Marburg,
April 2019

Christoph Wewetzer und
Kurt Quaschner

Inhaltsverzeichnis

1 Stand der Forschung

In der klinischen Praxis ist der Umgang mit Kindern und Jugendlichen, die angeben, sich das Leben nehmen zu wollen, oder die bereits einen Suizidversuch begangen haben, ein zunehmendes Problem. Waren es früher überwiegend Jugendliche, die Suizidgedanken angaben, sehen wir immer öfter auch Kinder, die von konkreten Suizidabsichten sprechen. Dabei sind vollendete Suizide bei Kindern nach wie vor sehr selten. Hingegen ist der Suizid bei Jugendlichen die zweithäufigste Todesursache nach den Verkehrsunfällen. Somit kommt dem Verständnis des suizidalen Kindes oder Jugendlichen große Bedeutung zu. Die Schwierigkeit besteht im Kontaktaufbau, der Beurteilung des aktuellen Suizidrisikos, der Einschätzung der Distanzierung- und Absprachefähigkeit und der Planung des Therapieangebotes.

1.1 Definition und Klassifikation

Mit Suizidalität ist allgemein ein suizidales Verhalten gemeint, welches alle Phasen von unkonkreten Suizidgedanken bis hin zur Durchführung eines Suizidversuchs umfasst. Nach Wolfersdorf und Mitarbeitern (1999) ist der Suizid folgendermaßen definiert: „Suizidalität meint die Summe aller Denk- und Verhaltensweisen von Menschen, die in Gedanken, durch aktives Handeln oder passives Unterlassen den eigenen Tod anstreben bzw. als mögliches Ergebnis einer Handlung in Kauf nehmen“ (S. 147).

Definition Suizidalität, Suizidgedanken, Suizidversuch

Der Terminus „suizidale Verhaltensweisen“ umfasst Suizidgedanken, Suizidversuche und Suizide (vgl. auch Abb. 1).

Suizidgedanken sind verbale und nicht verbale Äußerungen, die Selbsttötungsideen aufzeigen, ohne dass eine direkte Verknüpfung zu einer Handlung besteht. Dabei können sich die Gedanken über einen längeren Zeitraum mit der Selbsttötung beschäftigen, aber sich auch impulshaft und spontan dem Kind oder Jugendlichen aufdrängen. Ein weiterer Faktor ist das mögliche Vorliegen eines konkreten *Suizidplans.* Ein Suizidplan besteht dann, wenn die Person sich gedanklich damit auseinandersetzt, in welcher Form und mit welcher Methode der Suizid durchgeführt werden soll.

Bei einem *Suizidversuch* handelt es sich, in Anlehnung an die Definition von Platt und Mitarbeiter (1992), um „alle vorbereiteten und durchgeführten Handlungen, die mit dem Wissen, dem Wunsch und dem Ziel durchgeführt wurden, sich mit der angewandten Methode das eigene Leben zu nehmen, die Handlung aber in der Vorbereitung abgebrochen oder überlebt wurde oder ohne Intervention von dritter Seite zur massiven Selbstschädigung bis zum Tod geführt hätte“ (S. 98).

Nicht mehr gebräuchlich in der Beschreibung der Symptomatik ist die Definition eines *Parasuizides* (DGKJP et al., 2007). Ein Parasuizid beschreibt eine nicht habituelle Selbstschädigung mit potenziellem, aber nicht geplantem und/oder beabsichtigtem tödlichen Ausgang. Die Arbeitsgruppe der WHO (1989) definiert den Parasuizid in ähnlicher Weise: „Eine Handlung mit einem nicht tödlichen Ausgang, bei der ein Individuum absichtlich ein nicht habituelles Verhalten beginnt, das ohne eine Intervention von dritter Seite eine Selbstschädigung bewirken würde, oder absichtlich eine Substanz in einer Dosis einnimmt, die über die verschriebene oder im Allgemeinen als therapeutisch angesehene hinausgeht und die zum Ziel hat, durch die aktuellen oder erwarteten Konsequenzen negative Veränderungen, aber eben nicht den eigenen Tod zu bewirken" (S. 99; Platt et al., 1992; Bronisch, 1999). Im Gegensatz zum Suizidversuch fehlt beim Parasuizid die eindeutige Selbsttötungsabsicht. Allerdings gibt es in der klinischen Arbeit immer „Grenzgänger", die ein parasuizidales Verhalten zeigen, keine klare Selbsttötungsabsicht artikulieren, aber durchaus mit ihrem Verhalten den eigenen Tod in Kauf nehmen.

Definition NSSV

Für ein selbstverletzendes Verhalten, welches gänzlich ohne jede Selbsttötungsabsicht durchgeführt wird, sollte nach Brunner und Schmahl (2012) der Terminus „nicht suizidales selbstverletzendes Verhalten" (NSSV) verwendet werden. Es finden sich aber immer auch Patienten, die selbstschädigendes Verhalten zeigen und phasenweise auch suizidal sind. Die Patientengruppe, bei der sich dieses häufig zeigt, sind Jugendliche, die unter einer emotional-instabilen Persönlichkeitsstörung vom Borderline-Typus leiden. Im Weiteren möchten wir nicht weiter auf das NSSV eingehen, sondern hier auf den Leitfaden *Selbstverletzendes Verhalten* (In-Albon, Plener, Brunner & Kaess, 2015) verweisen (vgl. Abb. 1).

Der Suizid wird als Selbsttötung eines Menschen definiert. Dieser kann durch aktives Handeln durchgeführt werden, aber auch durch Unterlassung, z. B. wenn ein jugendlicher Diabetiker sein lebenswichtiges Insulin nicht spritzt. Die Suizidhandlung kann spontan und impulshaft oder auch sehr geplant erfolgen.

Die ergänzenden Definitionen von möglichen Suizidformen beziehen sich überwiegend auf den Erwachsenenbereich, kommen jedoch auch bei Jugendlichen vor.

Der Terminus des *„erweiterten Suizides"* bezeichnet die gemeinsame Tötung beziehungsweise die Selbsttötung, nachdem eine oder mehrere andere Personen zuvor getötet wurden. Dies findet sich z. B. im Rahmen von Sorgerecht- und Umgangsstreitigkeiten, wenn ein Elternteil sich suizidiert, nachdem die Kinder vorher von ihr bzw. ihm getötet wurden. Dabei erfolgt die Tötung ohne Einverständnis der Betroffenen. Zu diskutieren ist, ob sogenannte *Amokläufe* von Jugendlichen ebenfalls zu der Kategorie des erweiterten Suizides gehören oder ob man nicht eher von einem Mord mit anschließendem Suizid sprechen muss. Zu bedenken ist hierbei, dass die überwiegende Anzahl der bisherigen jugendlichen Amokläufer die Vorstellung hatte, nach dem Amoklauf zu sterben, entweder in einer möglichen Auseinandersetzung mit den Ordnungskräften oder durch eine Selbsttötung.

Nicht ganz leicht ist die Klassifikation von *Suizidalität* und *suizidalen Verhaltensweisen*. In der ICD-10, dem bestehenden Klassifikationssystem der World Health Organisation (WHO, 1992; WHO/Dilling et al., 2016), ist es nicht möglich, Suizidalität als eigene Störung zu klassifizieren. Damit ist die Vergabe einer Achse-I-Diagnose genau wie beim selbstverletzenden Verhalten nicht vorgesehen. Es ist nur möglich, suizidales Verhalten auf der 4-Achse unter „vorsätzlicher Selbstschädigung“ (X60 bis X84) zu verschlüsseln.

Im aktuellen DSM-5 (APA, 2013; APA/Falkai et al., 2018) ist die Klassifikation von suizidalen Verhaltensweisen nur im Rahmen der klinischen Erscheinungsbilder mit weiterem Forschungsbedarf möglich. Hier findet sich eine Definition der *„suizidalen Verhaltensstörung“* (SVS; vgl. Kasten 1).

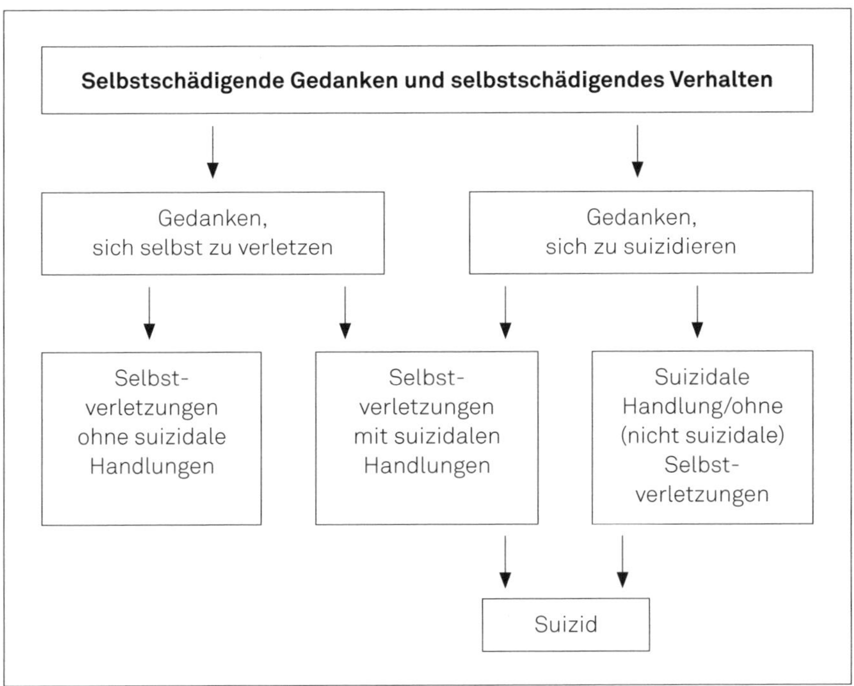

Abbildung 1: Formen selbstschädigenden Denkens und Handelns

Kasten 1: Kriterien einer suizidalen Verhaltensstörung nach DSM-5[1] (APA/Falkai et al., 2018)

A. Die Person hat innerhalb der letzten 24 Monate einen Suizidversuch unternommen. *Beachte:* Ein Suizidversuch ist ein selbstinitiierter Verhaltensablauf einer Person, die zum Zeitpunkt der Initiierung annimmt, dass der Ablauf der Handlung zu ihrem eigenen Tod führt. Der „Zeitpunkt der Initiierung“ ist der Zeitpunkt, an dem das Verhalten eingetreten ist, das die Anwendung der Methode beinhaltet.
B. Die Tat erfüllt nicht die Kriterien für Nichtsuizidale Selbstverletzungen – d. h. sie beinhaltet keine Selbstverletzungen, die der Körperoberfläche zum Zweck der Entlastung von negativen Gefühlen, von einem kognitiven Zustand oder zur Herbeiführung eines positiven Gefühls zugefügt werden.
C. Die Diagnose bezieht sich nicht auf Suizidgedanken oder Suizidvorbereitungen.
D. Die Tat wurde nicht während eines Delirs oder eines Zustandes der Verwirrtheit initiiert.
E. Die Tat wurde nicht ausschließlich aufgrund eines politischen oder religiösen Ziels ausgeführt.

Bestimme, ob:
Aktuell: Nicht mehr als 12 Monate seit dem letzten Versuch.
Frühremittiert: 12 bis 24 Monate seit dem letzten Versuch.

1.2 Symptomatik

Suizidalität meint eine breite Symptomatik, beginnend von bei Jugendlichen häufig anzutreffenden unkonkreten Suizidideen und Suizidgedanken bis hin zu konkreten Suizidversuchen. Bei bestehenden Suizidideen beschäftigt sich das Kind oder der Jugendliche mit folgenden Gedanken: „Wie wäre es, wenn ich tot bin? Wie würde mein Umfeld reagieren? Wie meine Familie, meine Freundin oder meine Partnerin/mein Partner?“ Diesen Gedanken liegen anfangs zumeist keine konkreten Vorstellungen über Möglichkeiten der Selbsttötung und über spezielle suizidale Handlungen zugrunde. Oft treten diese Gedanken in Zusammenhang mit Problemen in der Familie, mit den Freunden oder der Schule auf. Der Jugendliche setzt sich zunächst meist alleine mit diesem Thema gedanklich auseinander, ohne es mit Freunden zu besprechen. Sind diese Gedanken nicht eine vorübergehende Erscheinung und wird die Auseinandersetzung mit der Selbsttötung konkreter, kommt es in der Regel im persönlichen Umfeld des Jugendlichen zu Gesprächen und auch zu Ankündigungen von mögli-

1 Abdruck erfolgt mit Genehmigung aus der deutschen Ausgabe des Diagnostic and Statistical Manual of Mental Disorders, Fifth Edition © 2013, Dt. Ausgabe: © 2018, American Psychiatric Association. Alle Rechte vorbehalten.

chen suizidalen Handlungen. Grundsätzlich können Ankündigungen von suizidalen Handlungen aus unterschiedlichen Motiven erfolgen. Sie können einen appellativen Charakter haben, indem sie signalisieren, dass die betroffene Person sich Hilfe und Unterstützung wünscht und benötigt. Die Ankündigungen können aber auch zum Ziel haben, mehr Aufmerksamkeit und Zuwendung auf sich zu ziehen oder ein bestimmtes Ziel zu erreichen. Immer wieder werden auch Suizidankündigungen als Drohung eingesetzt (z.B. „Wenn du dich von mir trennst, dann tue ich mir etwas an!"). Unabhängig vom Motiv können alle diese Ankündigungen zu Suizidversuchen führen. Bei Kindern und Jugendlichen geht in den überwiegenden Fällen dem Suizidversuch eine Ankündigung im sozialen Umfeld voraus. Nicht wenige Kinder und Jugendliche geben als Motiv für suizidales Verhalten an, dass ihnen einfach alles zu viel sei und sie eigentlich nur ihre Ruhe wollen. Dies zeigt sich gerade im Zusammenhang mit schulischen Leistungsproblemen oder bei Konflikten im familiären Umfeld. Bei anderen Kindern und Jugendlichen kann es gerade auch aus emotionalen Krisen heraus zu einem impulshaft durchgeführten Suizidversuch kommen. Von vielen Autoren (Löchel, 1983; Warnke, 2008) wird vor Durchführung eines Suizidversuchs ein sogenanntes *„präsuizidales Syndrom"* beschrieben.

Die meisten Jugendlichen kündigen ihren Suizidversuch an

Kasten 2: Symptomatik des „präsuizidalen Syndroms"

- Gefühle von Verzweiflung, Ratlosigkeit, Hilflosigkeit und Hoffnungslosigkeit.
- Geringes Selbstbewusstsein und Selbstwertgefühl.
- Erleben von Unverständnis im sozialen Umfeld mit ausgeprägter Neigung zum Grübeln.
- Sozialer Rückzug bis hin zur Isolierung und einer allgemeinen Initiativ- und Interessenlosigkeit.
- Depressive Stimmungsauslenkung mit Beschwerden wie Schlaflosigkeit, Müdigkeit und Appetitlosigkeit.
- Gegen die eigene Person gerichtet Aggression und konkretere Vorstellungen bzw. Planungen zur Durchführung eines Suizidversuchs.

Definition präsuizidales Syndrom

Bei Kindern und Jugendlichen ist ein *„präsuizidales Syndrom"* kein regelmäßig anzutreffendes Ereignis. Vielmehr kommt es oftmals zu impulshaften suizidalen Gedanken und suizidalen Handlungen (Becker & Keitel, 2013). Nicht selten stehen plötzliche Kränkungserlebnisse oder Beendigungen von partnerschaftlichen Beziehungen im Vordergrund.

Wahl der Suizidmethode

Kommt es zur Durchführung eines Suizidversuchs, sind die Suizidmethoden zwischen den Geschlechtern sehr unterschiedlich. Jungen präferieren sehr viel „härtere" Suizidmethoden als Mädchen. Die Wahl einer „harten" Suizidmethode erhöht die Letalität. Soor und Mitarbeiter (2012) fanden in ihrer Untersuchung von 370 vollendeten Suiziden im Alter zwischen 11 und 18 Jahren bei 91,9 % eine „harte“ Methode. Dies erklärt auch, warum Mädchen zwar häufiger Suizidversuche begehen, dass es bei Jungen jedoch sehr viel häufiger zum Tod kommt (Rhodes et al., 2014). Zu den „harten“ Suizidmethoden gehören das Erhängen, das Erschießen, das Springen aus großer Höhe und vor Züge. „Weiche“ Methoden beziehen sich in erster Linie auf Schneiden und auf die Einnahme von Medikamenten.

In der aktuellen Leitlinie der Deutschen Gesellschaft für Kinder- und Jugendpsychiatrie und Psychotherapie und Psychosomatik (DGKJP et al., 2016, Becker et al., 2017) erfolgte eine Schweregradeinteilung anhand der Intention und den äußeren Faktoren. Die Intention, zu sterben, wurde in vier Stufen eingeteilt: hoch (hohe Todeserwartung), mittel (Ambivalenz), niedrig (keine gezielte Intention) und keine (Abwesenheit einer Suizidabsicht). Des Weiteren wird nach geringerem, mittlerem und hohem Schweregrad der Suizidhandlung eingeteilt. Für einen leichten Schweregrad wurde festgelegt, dass das subjektiv eingesetzte Mittel als wenig gefährlich eingeschätzt wird und dass eine Entdeckung und Rettung möglich und wahrscheinlich sind. Für den mittleren Schweregrad soll das Mittel zum Suizid als gefährlich, aber subjektiv nicht als tödlich eingeschätzt werden und eine Entdeckung und Rettung noch möglich sein. Für einen hohen Schweregrad soll das Mittel als objektiv gefährlich eingeschätzt werden und die Rettung als unwahrscheinlich bis unmöglich. Allerdings sind diese Kategorien unscharf und lassen eine exakte Einordnung kaum zu. Wolfersdorf (2008) versucht für den Einsatz in der klinischen Praxis eine Schweregradeinteilung, die jedoch auch das Problem der exakten Zuordnung hat und auch hier sind die Übergänge fließend. Er unterscheidet vier Stufen. Die erste Stufe beinhaltet glaubhaft keine Suizidalität, die zweite Stufe beschreibt eine „Basissuizidalität“, die dritte geht von einer erhöhten Suizidgefahr aus und bei der vierten Stufe besteht eine akute Suizidgefahr.

1.3 Epidemiologie und Verlauf

Bei Jugendlichen liegen wenige empirisch fundierte Untersuchungen über die Häufigkeit von Suizidgedanken, Suizidversuchen und durchgeführten Suiziden vor (Cha et al., 2018). Es muss sicherlich gerade bei den Suizidgedanken und Suizidversuchen von einer hohen Dunkelziffer ausgegangen werden. In europäischen Ländern ist der Suizid bei Jugendlichen die zweit- bzw. dritthäufigste Todesursache (Kokkevi et al., 2012).

Suizidgedanken zeigen sich bei männlichen und weiblichen Jugendlichen sehr häufig. In einer älteren Untersuchung (Wunderlich et al., 1998) gaben 10,2 % der befragten Jugendlichen an, schon unter Suizidgedanken gelitten zu haben. Wiederum 6,8 % gaben an, diese Gedanken auch über einen längeren Zeitraum zu haben und 4,3 % erklärten, dass bei ihnen auch konkrete Suizidplanungen bestehen würden. Dabei zeigte sich in dieser Studie wie auch in aktuelleren Untersuchungen, dass deutlich mehr Mädchen als Jungen von Suizidgedanken berichten und auch Suizidversuche begehen (Berthod et al., 2013). Lewinsohn und Mitarbeiter (2002) fanden in ihrer Untersuchung, dass weibliche Jugendliche und junge Frauen zwei- bis dreimal häufiger Suizidversuche durchführen als männliche Jugendliche und junge Männer. Dabei ist es von großer Bedeutung, ob die Befragung anonym erfolgt oder nicht. Bei anonymen Befragungen finden sich deutlich höhere Prävalenzraten. So gaben in der Heidelberger Schulstudie (Brunner et al., 2012), in der 5.832 Jugendliche (zwischen 14 bis 15 Jahren) anonym und schriftlich befragt wurden, 13,4 % an, suizidale Gedanken zu haben, auch hier deutlich mehr Mädchen als Jungen.

Mädchen begehen häufiger Suizidversuche als Jungen

In der Bella-Studie (Resch et al., 2008) wurden hingegen 2.863 Familien telefonisch und damit nicht anonymisiert befragt. Hierbei gaben nur 3,8 % der 11- bis 17-jährigen Jugendlichen an, in den letzten sechs Monaten Suizidgedanken gehabt zu haben. In der Ulmer Schulstudie (Plener et al., 2009), die wiederum anonym schriftlich 665 Jugendliche zwischen 14 bis 17 Jahren befragte, gaben sogar 35,9 % suizidale Gedanken und 6,5 % durchgeführte Suizidversuche an.

Kaess und Mitarbeiter (2011) untersuchten in ihrer Studie mit 5.512 Jugendlichen und einem Altersmittel von 14,8 Jahren die Unterschiede zwischen Jungen und Mädchen im Hinblick auf suizidales Verhalten. Dabei gaben 19,8 % der Mädchen suizidale Gedanken an und 10,8 % Suizidversuche. Bei den Jungen hingegen gaben nur 9,3 % suizidale Gedanken an und 4,9 % berichteten von Suizidversuchen. Es fanden sich bei den Mädchen signifikant häufiger emotionale und/oder Verhaltensprobleme. Bei den Mädchen traten mehr internalisierende und bei den Jungen mehr externalisierende Störungen auf.

In einer aktuellen norwegischen Studie (Strandheim et al., 2014) zeigten ebenfalls die Mädchen gegenüber den Jungen signifikant mehr suizidale Gedanken. Dabei waren suizidale Gedanken eng mit depressiven/ängstlichen Symptomen und mit Verhaltensproblemen verknüpft. Das Vorhandensein von suizidalen Gedanken vor dem 10. Lebensjahr war hier ein seltenes Phänomen. Mit Erreichen des 12. Lebensjahrs kommt es jedoch zu einer deutlichen Zunahme von suizidalen Gedanken (Nock et al., 2013).

Ein Suizid ist bei Kindern im Gegensatz zu Jugendlichen eine Seltenheit. Abbildung 2 zeigt, dass sich wenige Kinder, aber viele ältere männliche Erwachsene suizidieren.

Bei unter 14-Jährigen sind Suizide ein seltenes Ereignis

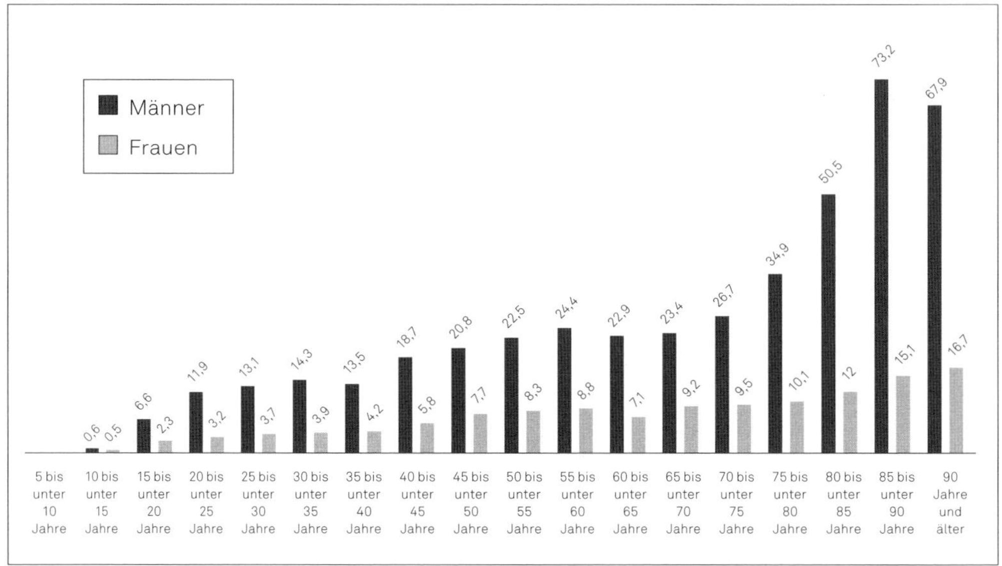

Abbildung 2: Suizide pro 100.000 Einwohner im Jahre 2012 nach Lebensalter (Quelle: Statistisches Bundesamt, Gesundheitsberichterstattung des Bundes, www.gbe-bund.de, Datenblätter vom 12.12.2013, Darstellung und Berechnungen: Georg Fiedler, Universitätsklinikum Hamburg-Eppendorf, 2014)

Aktuelle Daten für Deutschland aus dem Jahr 2013 finden sich in Tabelle 1. Es findet sich kein Suizid unter 10 Jahren und erst mit dem Alter von 15 Jahren eine deutliche Zunahme der Suizide. Im Alter von 10 bis 15 Jahren sind es noch doppelt so viele Mädchen wie Jungen und erst mit 15 Jahren suizidieren sich sehr viel mehr männliche als weibliche Personen. In einer aktuellen finnischen Studie (Lathi et al., 2014) waren 79 % der Suizide von männlichen Jugendlichen begangen worden. Im Jahr 2013 suizidierten sich in Deutschland am häufigsten Männer zwischen dem 45 und dem 55 Lebensjahr.

Tabelle 1: Suizide nach Altersgruppen im Jahr 2013 in Deutschland (absolute Häufigkeiten; Quelle: Statistisches Bundesamt)

Altersgruppen	Insgesamt	Männlich	Weiblich
unter 10 Jahre	–	–	–
10 bis 15 Jahre	18	6	12
15 bis 20 Jahre	165	119	46
20 bis 25 Jahre	337	272	65
25 bis 30 Jahre	428	349	79
30 bis 35 Jahre	498	389	109
35 bis 40 Jahre	482	383	99
40 bis 45 Jahre	662	498	164
45 bis 50 Jahre	1.007	744	263
50 bis 55 Jahre	1.072	795	277
55 bis 60 Jahre	920	693	227
60 bis 65 Jahre	796	585	211
65 bis 70 Jahre	628	443	185
70 bis 75 Jahre	906	655	251
75 bis 80 Jahre	811	577	234
80 bis 85 Jahre	648	470	178
85 bis 90 Jahre	487	347	140
über 90 Jahre	211	124	87

Die Suizidrate pro 100.000 Einwohner ist in Deutschland seit 1982 kontinuierlich gesunken, bis auf einen leichten vorübergehenden Anstieg zwischen 2010 und 2011 (vgl. Abbildung 3).

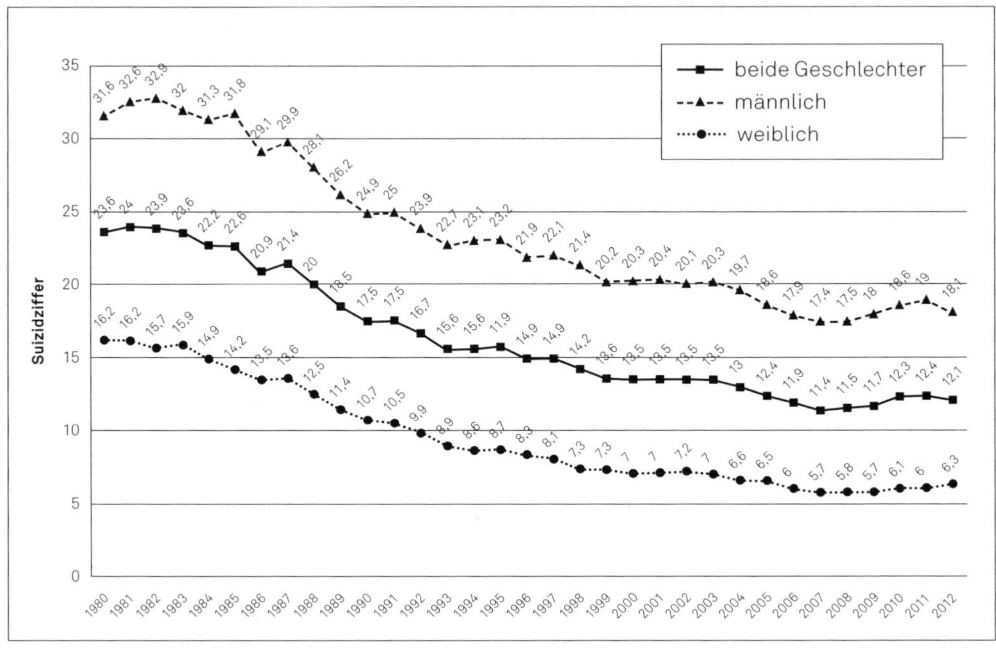

Abbildung 3: Suizide in Deutschland pro 100.000 Einwohner in den Jahren 1980 bis 2012 (Quelle: Statistisches Bundesamt, Gesundheitsberichterstattung des Bundes, www.gbe-bund.de, Datenblätter vom 12.12.2013, Darstellung und Berechnungen: Georg Fiedler, Universitätsklinikum Hamburg-Eppendorf, 2014)

In einer weltweit durchgeführten Suizidstudie im Jahre 2009 (Värnik et al., 2012) fand sich eine mittlere Suizidrate von 11,6 pro 100.000 Einwohner. Deutschland liegt mit 11,7 pro 100.000 Einwohnen fast im Durschnitt. In den letzten Jahren (2009 bis 2015) waren die Länder mit den höchsten Suizidraten Japan, Ungarn und Litauen. Dabei suizidierten sich 2009 mit 61,2 pro 100.000 die meisten männlichen Personen in Litauen und mit einer Rate von 22,1 pro 100.000 die meisten weiblichen Personen in Südkorea.

Die häufigste Suizidmethode ist das Erhängen

Am häufigsten ist der Suizid durch Erhängen, sowohl bei Männern wie auch bei Frauen (vgl. Abbildung 4).

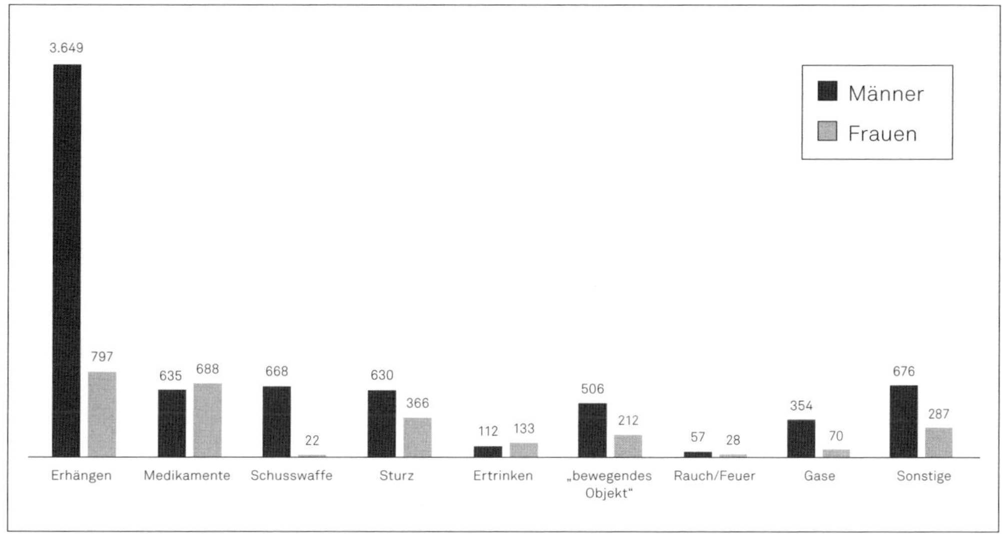

Abbildung 4: Verwendete Suizidmethoden in Deutschland im Jahr 2012 (Quelle: Statistisches Bundesamt, Gesundheitsberichterstattung des Bundes, www.gbe-bund.de, Datenblätter vom 12.12.2013, Darstellung und Berechnungen: Georg Fiedler, Universitätsklinikum Hamburg-Eppendorf, 2014)

Auch bei Jugendlichen ist das Erhängen die am meisten angewandte Suizidmethode. In einer großen europäischen Suizidstudie (Värnik et al., 2009) zwischen 2000 bis 2005 in 15 Ländern fanden sich 14.738 Suizide bei Jugendlichen.

Bei den weiblichen Jugendlichen waren die am häufigsten genannten Suizidmethoden: (1) Erhängen, (2) Vergiftungen und (3) Sprung aus großer Höhe. Bei den männlichen Suizidmethoden waren die am häufigsten genannten Suizidmethoden: (1) Erhängen, (2) Sprung aus großer Höhe und (3) Einsatz von Waffen.

1.4 Komorbide Störungen

Bei Kindern und Jugendlichen finden sich im Zusammenhang mit suizidalen Gedanken und Handlungen eine ganze Reihe komorbider psychischer Störungen. Mit zunehmendem Alter kommt den depressiven Störungen, der generalisierten Angststörung und den Suchtstörungen eine besondere Bedeutung zu (Goldston et al., 2009). Studien zeigen, dass eine komorbide Störung bei bis zu 90 % der Jugendlichen vorhanden ist (Shaffer et al., 1996). In einer deutschen Untersuchung an Adoleszenten und jungen

Vorhandene psychische Störungen erhöhen das Risiko für einen Suizid

Erwachsenen fand sich bei 91 % derer, die einen Suizidversuch durchgeführt hatten, die Diagnose einer psychischen Störung. 79 % der Jugendlichen zeigten mehrere Diagnosen und 45 % litten unter mindestens vier psychischen Störungen (Wunderlich et al., 1998). Walrath und Mitarbeiter (2001) untersuchten in 22 Ländern zwischen 1993 und 1998 insgesamt 4.677 Jugendliche, die suizidales Verhalten zeigten, im Hinblick auf eine zusätzlich bestehende psychische Störung. Am häufigsten fand sich eine depressive Störung gefolgt von Störungen im Sozialverhalten mit aggressiven Auffälligkeiten und Alkohol- und Drogenmissbrauch. Im Unterschied zu Erwachsenen waren die psychischen Störungen nicht spezifisch, sondern undifferenziert mit einem global erhöhten Risiko für suizidale Verhaltensweisen verbunden (Goldston et al., 2009; Schaller & Schmidtke, 2013).

Die Häufigkeit komorbider Störungen bei Menschen, die einen Suizid begangen hatten, ist noch höher. In einer großen systematischen Übersichtsarbeit fand sich ein Anteil von 91 % bei Menschen, die unter einer psychischen Störung gelitten hatten und an einem Suizid verstorben waren (Cavanagh et al., 2003).

Depressive Störungen

Am häufigsten zeigt sich eine komorbide affektive Störung. Dies gilt für Jugendliche, aber insbesondere auch für Erwachsene (Walrath et al., 2001; Wolfersdorf, 2014). Wie eng der Zusammenhang zwischen einer depressiven Störung und Suizidalität bei Erwachsenen ist, zeigen Bronisch und Hergerl (2011) auf. Sie beschreiben bei 10 bis 15 % der erwachsenen Erkrankten, die einen Suizid begangen haben, eine rezidivierende Depression. 20 bis 60 % der depressiv Erkrankten hatten schon einen Suizidversuch unternommen und 40 bis 70 % litten unter Suizidideen.

Eine ausgeprägte Depression führt häufig zu einer erhöhten Suizidalität

In einer großen amerikanischen Studie von adoleszenten Patienten (Nock et al., 2013) im Alter zwischen 13 bis 18 Jahren litten von den 4,1 % der Jugendlichen, die einen Suizidversuch begangen hatten, 96,1 % unter einer psychischen Störung von Krankheitswert. Auch hier war eine depressive Störung/Dysthymie mit 75,5 % die häufigste Diagnose. Dies ist aus klinischer Sicht sehr gut nachvollziehbar, da viele Symptome einer Depression sich auch bei Kindern und Jugendlichen finden, die suizidale Gedanken haben oder einen Suizidversuch durchgeführt haben. Gerade die Hauptsymptome einer Depression wie gedrückte Stimmung und Interesse-/Freudlosigkeit finden sich oftmals im Zusammenhang mit Suizidalität. Auch weitere Symptome einer Depression wie verminderter Selbstwert, Hemmung/Unruhe, Selbstschädigung und Schlafstörungen spielen eine wichtige Rolle.

Bipolare Störung

In einer aktuellen deutschen Studie (Straub et al., 2015) bei 1.170 Schülern zeigte sich, dass diejenigen mit suizidalem Verhalten nicht nur vermehrt unter depressiven Symptomen, sondern auch unter manischen Symptomen litten. Goldston und Mitarbeiter (2009) konnten zeigen, dass 13,2 % der Jugendlichen, die einen Suizidversuch begangen hatten, im Vorfeld unter einer bipolaren Störung gelitten hatten. In einer Metaanalyse wurden alle Studien einbezogen, die den Zusammenhang von suizidalen Gedanken und suizidalen Handlungen und dem Vorhandensein einer bipolaren Störung bei Kindern und Jugendlichen untersucht hatten (Hauser et al., 2013). Dabei gaben 50,4 % der Kinder und Jugendlichen an, aktuell suizidale Gedanken zu haben und 25,5 % bestätigten suizidale Handlungen. Signifikante Korrelationen zu suizidalen Handlungen wurden für folgende Merkmale gefunden: weibliches Geschlecht, höheres Lebensalter, früher Beginn der bipolaren Störung, mehrere Episoden, gemischte Episoden, weitere komorbide Störungen, selbstverletzendes Verhalten, ein erlebter körperlicher und/oder sexueller Missbrauch in der Vorgeschichte, suizidale Verhaltensweisen in der familiären Aszendenz und ein geringes familiäres Funktionsniveau.

Bei der Bewertung der Untersuchungsergebnisse gilt es zu berücksichtigen, dass in Deutschland sehr viel seltener als z. B. in Amerika bipolare Störungen bei Kindern und Jugendlichen diagnostiziert werden. Es stellt sich hier die Frage, ob Kinder und Jugendliche mit chronischer Reizbarkeit, Wutanfällen und einem Mischbild aus gestörter Affekt- und Verhaltensregulation wirklich als bipolar diagnostiziert werden sollten (vgl. Holtmann et al., 2017).

Aufmerksamkeitsdefizit-/Hyperaktivitätsstörungen (ADHS) mit und ohne Störungen des Sozialverhaltens

In der Literatur findet sich ein Zusammenhang zwischen externalisierenden Störungen und Suizidalität (Evans et al., 2004; Chronis-Tuscano et al., 2010). Verantwortlich hierfür ist wahrscheinlich die Impulsivität, die beiden Störungen häufig zugrunde liegt (vgl. Döpfner et al., 2013). Eine aktuelle schwedische Studie an Erwachsenen und deren Kindern zeigte ebenfalls einen deutlichen Zusammenhang von suizidalem Verhalten und dem Vorliegen einer ADHS (Ljung et al., 2014).

Enger Zusammenhang zwischen ADHS und Suizidalität

Immer wieder wird auch ein deutlicher Zusammenhang zwischen Suizidalität und einer Störung des Sozialverhaltens beschrieben (Goldston et al., 2009; Nock et al., 2013). Dabei ist die Störung des Sozialverhaltens mit oppositionell aufsässigem Verhalten mit 50 % eine der häufigsten komorbiden Störungen bei Adoleszenten mit bestehender Suizidalität (Goldston et al., 2009). Eine Störung des Sozialverhaltens ist eine wichtige Determinante, gerade bei Suiziden von männlichen Jugendlichen mit externalisierenden Verhaltensweisen in Form von erhöhtem Ärger, Aggressivität, Dissozialität und Impulsivität (Schmidtke et al., 2004). Dafür sprechen auch Untersuchungen an inhaftierten Jugendlichen. In einer deutschen Erhebung bei Jugendlichen und Heranwachsenden im Alter zwischen 14 und 21 Jahre zeigte sich, dass 2,3 % aller Suizide in dieser Altersgruppe auf inhaftierte Jugendlichen entfielen (Radeloff et al., 2015). In einer Inanspruchnahme-Population von Kindern und Jugendlichen, die stationär aufgrund von Suizidalität behandelt wurden, fand sich bei 14 % eine komorbide Störung des Sozialverhaltens (Warnke et al., 1996).

Psychosen

Bei Jugendlichen mit einer Psychose findet sich besonders häufig suizidales Verhalten (Verdoux et al., 2001). Dies gilt besonders im Verlauf der psychotischen Symptomatik, wenn diese nicht komplett remittiert und der Jugendliche Restsymptome zurückbehält. Bei diesen Restsymptomen handelt es sich häufig um eine „Minussymptomatik“ mit kognitiven und affektiven Defiziten. Betroffene Jugendliche können sich im Rahmen einer Bilanzierung fragen, ob ein Leben mit einer solchen „Minussymptomatik“ noch lebenswert ist. Dass ein Suizid ein nicht seltenes Phänomen gerade im Langzeitverlauf einer Psychose ist, zeigte auch eine Studie an vor dem 14. Lebensjahr schizophren erkrankten Kindern und Jugendlichen. In dieser Studie hatten sich 15,8 % derer, die als Jugendliche schizophren erkrankten, zum Katamnesezeitpunkt suizidiert (Remschmidt, 2002). In einer schwedischen Studie an ebenfalls früh an einer Schizophrenie Erkrankten konnte diese ausgeprägte Assoziation bestätigt werden. Weitere Risikofaktoren waren darüber hinaus das Vorliegen von impulsiven Verhaltensweisen und psychischen Störungen in der Familie (Björkenstam et al., 2014).

Angststörungen

Ob Angststörungen eine häufige komorbide Störung sind, insbesondere wenn keine zusätzliche depressive Komponente vorliegt, war lange umstritten. In einer großen holländischen longitudinal angelegten Studie (Sareen et al., 2005) wurde der Zusammenhang von Angststörungen und suizidalen Verhaltensweisen untersucht. Es zeigte sich, dass Angststörungen (in dieser Studie: soziale Phobie, spezifische Phobie, generalisierte Angststörung, Agoraphobie und Zwangsstörung) gehäuft mit suizidalem Verhalten auftraten und einen deutlichen Risikofaktor für Suizidalität darstellten und zwar unabhängig davon, ob zusätzlich eine depressive Störung vorlag. In einer deutschen Untersuchung (Wunderlich et al., 1998) an Adoleszenten und jungen Erwachsenen zeigte sich, dass eine Angststörung eine häufige komorbide Störung im Zusammenhang mit Suizidversuchen war und auch einen bedeuteten Risikofaktor für weiteres suizidales Verhalten darstellte. Dieses Ergebnis konnte in anderen Studien nicht umfassend bestätigt werden. So zeigte sich in einer Studie an Kindern und Jugendlichen zwischen 5 und 19 Jahren (Strauss et al., 2000), dass nur bei Jugendlichen, die älter als 15 Jahre waren, ein Zusammenhang mit dem Vorliegen einer generalisierten Angststörung und vermehrten suizidalen Gedanken bestand. Eine aktuelle Studie an 312 Kindern und Jugendlichen zwischen 7 und 17 Jahren (O'Neil et al., 2012) beschrieb wiederum eine deutliche Assoziation von Angststörungen mit suizidalen Gedanken. Lag eine Angststörung vor, litten 41 % der Kinder und Jugendlichen unter suizidalen Gedanken. Des Weiteren zeigte sich, dass die Stärke der suizidalen Gedanken mit der Ausprägung der Angststörung im engen Zusammenhang stand, auch unabhängig von einer bestehenden depressiven Symptomatik.

Substanzkonsum

Erste Untersuchungen liegen zum Zusammenhang von Suizidalität und Alkoholkonsum vor. In einer Studie an amerikanischen Schülern zeigte sich eine deutliche Zunahme von Suizidalität, wenn sie regelmäßig Alkohol konsumierten (Schilling et al., 2009), und zwar unabhängig davon, wie ausgeprägt der Konsum war. Die Zusammenhänge waren umso deutlicher, wenn komorbid Störungen im Sozialverhalten festgestellt wurden (Kelly et al., 2002). Es besteht weiter ein deutlicher Zusammenhang zwischen Störungen der Impulskontrolle bei Substanzkonsum und Suizidversuchen (Dawes et al., 2008).

Deutliche Korrelation von Suizidalität und Störungen der Impulskontrolle

Der Konsum illegaler Drogen bei Jugendlichen steht ebenfalls in engem Zusammenhang mit einer deutlichen Zunahme von suizidalen Gedanken bis hin zu Suiziden (Mean et al., 2005). In einer europäischen Studie in 17 Ländern wurde suizidales und selbstverletzendes Verhalten bei Jugendlichen untersucht (Kokkevi et al., 2012). Dabei wurde festgestellt, dass suizidale Gedanken und Handlungen in engem Zusammenhang mit Substanzkonsum (legalem wie illegalem) stehen. Dabei ist der Effekt umso schwächer, je stärker die Prävalenz für Substanzmissbrauch in dem jeweiligen europäischen Land ist. Von Interesse ist auch, welche Drogen im Zusammenhang mit einer Zunahme von Suizidalität genannt werden. In einer Untersuchung an amerikanischen Oberschülern zeigte sich, dass der stärkste Zusammenhang zwischen dem Konsum von Heroin und Suizidalität besteht (Wong et al., 2013). In absteigender Reihenfolge wurden der Konsum von Methamphetamin und Steroiden genannt, gefolgt von Kokain, Ecstasy und andere Halluzinogene. Einen moderaten Zusammenhang fanden sich für die Drogen Cannabis und Alkohol, aber auch für Nikotin. Je mehr verschiedene illegale Drogen konsumiert wurden, umso stärker zeigte sich die Assoziation mit suizidalem Verhalten.

Nicht suizidales selbstverletzendes Verhalten (NSSV)

Die Differenzialdiagnose zwischen NSSV und SSV mit Suizidalität ist klinisch oft sehr schwierig zu treffen

Zwischen NSSV und Suizidalität besteht im jugendlichen Alter ein enger Zusammenhang (Mars et al., 2014; Kaess et al., 2016). Wie dargelegt, ist es klinisch nicht immer einfach, zu entscheiden, ob das selbstverletzende Verhalten auch einen suizidalen Charakter hat (vgl. In-Albon et al., 2015). Es gibt jugendliche Patienten, die ein klares NSSV zeigen, aber immer wieder auch suizidale Phasen haben. Der größere Anteil der Jugendlichen mit NSSV hat jedoch keine suizidalen Gedanken oder suizidale Handlungen (Brunner et al., 2007). Nichtsdestotrotz ist das Vorliegen von NSSV im jugendlichen Alter stark mit Suizidversuchen und Suiziden assoziiert (Wilkinson et al., 2011).

Patienten, die sich selbst verletzen, zeigen ein deutlich erhöhtes Risiko für suizidales Verhalten

In aktuellen Studien (Preyde et al., 2014) zeigt sich, dass es gerade bei jugendliche Patienten, die eine Störung der Emotionsregulation mit NSSV haben, vermehrt zu suizidalen Handlungen kommt. Dies gilt insbesondere dann, wenn eine emotional-instabile Persönlichkeitsstörung vom Borderline-Typus vorliegt (Nock et al., 2013). Ist man früher davon ausgegangen, dass Patienten, die sich regelmäßig selbst verletzen, sich nicht suizidieren, wissen wir heute, dass es genau umgekehrt ist. Gerade Patienten, die sich regelmäßig und wiederkehrend selbst verletzen, sind eine absolute Risikogruppe für Suizidversuche und Suizide. Für die klinische Praxis ist es deshalb von großer Bedeutung, NSSV genau zu erfassen und immer eine mögliche Suizidalität abzuklären.

Weitere Merkmale und Risikofaktoren, die mit suizidalem Verhalten in Zusammenhang stehen

Massive Schlafstörungen stehen im engen Zusammenhang mit einer erhöhten Suizidalität

Im Zusammenhang mit Suizidalität werden eine ganze Reihe von weiteren Merkmalen und Risiken beschrieben. So wird das Vorhandensein von *Schlafstörungen* in einem engen Zusammenhang mit suizidalen Gedanken und Handlungen genannt (Goldstein et al., 2008; Wong et al., 2012). Dabei scheinen nicht nur Einschlafstörungen, sondern auch ein subjektiv erlebter nicht erholsamer Schlaf (Bernert et al., 2014) ein Risikofaktor zu sein. In einer aktuellen Studie an erwachsenen Veteranen konnte aufgezeigt werden, dass eine kognitive Verhaltenstherapie bei bestehender Schlafstörung zu einer deutlichen Reduktion suizidaler Gedanken führte (Trockel et al., 2014).

Zwischen Schlafstörungen und der Zunahme von suizidalen Gedanken und suizidalen Handlungen besteht ein enger Zusammenhang, wenn depressive Störungen rechnerisch berücksichtigt wurden. So führten Schlafstörungen bei Erwachsenen zu vermehrtem Auftreten von Suizidalität (Pigeon et al., 2012). In einer kontrollierten Studie zum Zusammenhang von Suizidalität und Schlafstörungen fand sich, dass gerade nächtliches Erwachen ein Faktor von besonderer Bedeutung in der Genese der Suizidalität darstellt (Koyawala et al., 2014).

Ein weiterer Risikofaktor ist das Vorliegen von Übergewicht. So findet sich mit der Zunahme von ausgeprägter *Adipositas* bei Adoleszenten auch eine Zunahme von suizidalen Gedanken (Zeller et al., 2013). Bestehen bei den Jugendlichen dann noch eine erhöhte Impulsivität und eine mangelnde emotionale Regulationsfähigkeit, führt dies zu vermehrten suizidalen Handlungen (Brent & Mann, 2006). Ebenso führt ein unsicheres Bindungsverhalten mit einem verfestigten Vermeidungsverhalten bei Jugendlichen zu einer Zunahme von Suizidalität (Sheftall et al., 2014).

Weitere psychische Aspekte, die zu einem Suizidversuch führen können, sind besondere auslösende Ereignisse im Leben des Jugendlichen, die mit *Trauer, Verzweiflung oder Scham* verbunden sind. Untersuchungen zeigen, dass gerade partnerschaftliche Trennungen in der Pathogenese eine große Rolle spielen (Beautrais et al., 1996; Holtkamp & Herpertz-Dahlmann, 2001).

In einer aktuellen Studie (Carli et al., 2014) wurden 12.395 Jugendliche aus 11 europäischen Ländern im Hinblick auf Risikofaktoren für die Entwicklung *psychopathologischer Auffälligkeiten* und suizidalen Verhaltens untersucht. Als Risikofaktoren wurden folgende Verhaltensweisen definiert und untersucht: exzessiver Alkoholkonsum, Konsum illegaler Drogen, starker Nikotinkonsum, geringer Schlaf, Übergewicht, Untergewicht, wenig körperliche Bewegung, hoher Konsum von TV und Videospielen sowie Gebrauch des Internets (nicht für schulische Belange) und Schulschwänzen. Die Autoren bildeten auf der Basis dieser Risikofaktoren drei Gruppen für psychopathologische Auffälligkeiten und suizidales Verhalten: eine Gruppe mit hohem Risiko, eine mit niedrigem Risiko und eine Gruppe, die sie als „invisible risk group" definierten. Zu dieser Gruppe gehörten Jugendliche mit folgenden Risikofaktoren: wenig Bewegung, wenig Schlaf, hoher Konsum von TV und Videospielen sowie Gebrauch des Internets nicht für schulische Belange. Bezüglich dieser passiven Gruppe und der Hochrisikogruppe zeigten sich keine Unterschiede im Vorhandensein von psychopathologischen Auffälligkeiten. In der Hochrisikogruppe fand sich bei 10,1 % suizidales Verhalten, in der Gruppe mit geringem Risiko waren es nur 1,7 % und in der Gruppe mit dem passiven Verhalten und hohen Medienkonsum 5,9 %.

1.5 Pathogenese und Risikofaktoren

Schon früh ist versucht worden, das Phänomen der Suizidalität zu erklären und für die klinische Praxis hilfreiche Modelle zu entwickeln. Ziel war es insbesondere, Risikofaktoren zu ermitteln, diese zu gewichten und in Beziehung zueinanderzusetzen. Als eines der ersten und auch bekanntesten Modelle ist das Modell von Ringel (1953, 1985) zu nennen. Ringel versuchte in seinem Modell, verschiedene Merkmale und Faktoren von Suizidalität zu definieren, unter anderem auch mit dem Ziel, eine bestehende Suizidalität früh zu erkennen, um so einen Suizidversuch zu verhindern. Ringel spricht in diesem Zusammenhang von einem „Präsuizidalem Syndrom".

Auch in aktuellen Modellen (Joiner, 2005) finden sich diese Faktoren, werden dabei erweitert oder leicht modifiziert. Andere Autoren versuchen in ihren Erklärungsmodellen stärker die Entwicklung von suizidalen Gedanken bis hin zur Durchführung eines Suizides zu analysieren. Pöldinger (1968) versuchte als einer der Ersten, diese Entwicklung vom Gedanken bis hin zur Durchführung in Stadien zu unterteilen und diesen Stadien spezifische Merkmale zuzuordnen. Poustka (1986) hat diese Überlegungen fortgeführt und ein Schema dargestellt, welches die Entwicklung zur Suizidhandlung aufgreift und Elemente des „präsuizidalen Syndroms" beinhaltet.

Diese Entwicklung stellt sich nach Poustka (1986) wie folgt dar: Intensive lang andauernde Traumatisierung → Neurotische Lebensgestaltung (Gehemmtheit, Kontaktstörung, Egozentrik) → Krise (durch äußere Ereignisse, psychische Erkrankung) → Einengung (situativ, dynamisch) der zwischenmenschlichen Beziehungen, Wertewelt mit einer Verringerung des Selbstwertgefühls, Verlust von Beziehungen → Aggressionsumkehr → Suizidfantasien → Suizidhandlung.

In der neueren Literatur wird suizidales Verhalten bei Kindern und Jugendlichen multifaktoriell begründet. Es finden sich mittlerweile zahlreiche Erklärungsmodelle (vgl. Abbildung 5). Neurobiologische Erklärungsmodelle beschreiben genetische Befunde aus der Zwillingsforschung und diskutieren Befunde zum serotonergen Neurotransmitterstoffwechsel sowie Zusammenhänge mit biologisch determinierten psychiatrischen Störungen.

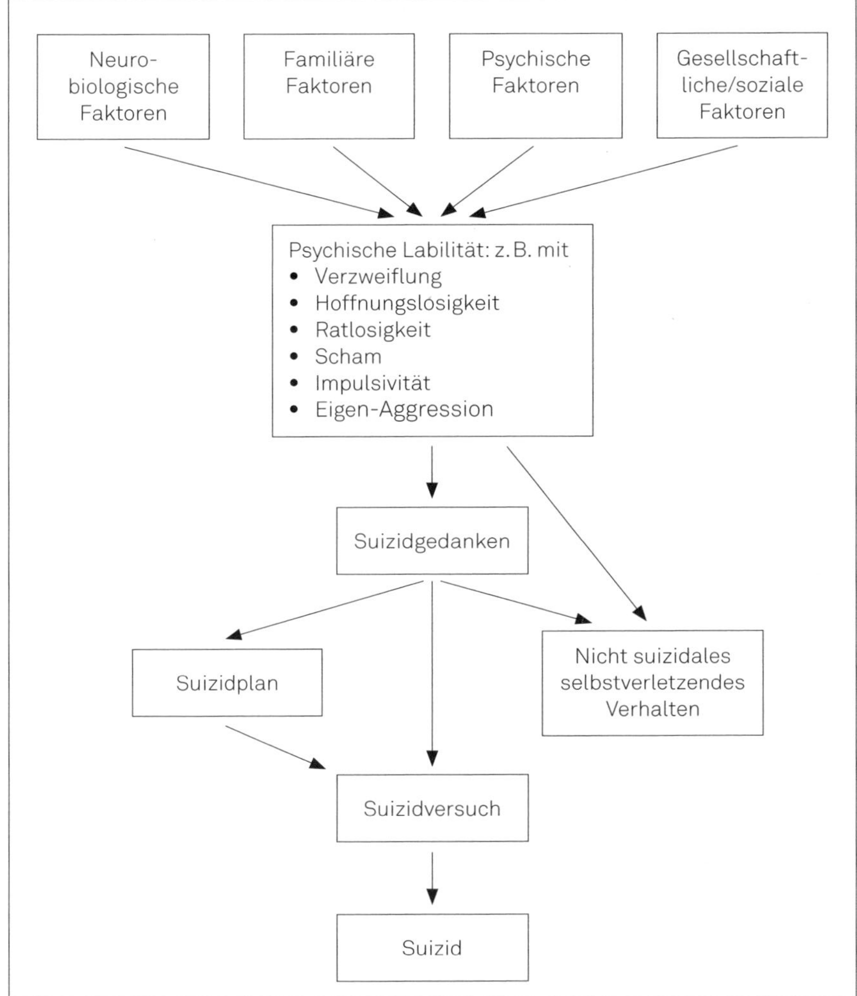

Abbildung 5: Pathogenese der Suizidalität – Erklärungsmodell

Tiefenpsychologische Erklärungsmodelle beschreiben besonders den Zusammenhang mit traumatischen Erlebnissen im Vorfeld eines Suizidversuches und betonen intrapsychische Überforderungen und Konflikte.

Lerntheoretische Erklärungsmodelle sehen die Entwicklung von Suizidalität im Rahmen von insuffizienten Lernprozessen. Sie integrieren bestehende Auffälligkeiten im familiären und sozialen Umfeld und beschreiben ein sich entwickelndes Überforderungserleben.

Suizidale Handlung als multifaktorielles Geschehen

In diesem multifaktoriellen Geschehen kommt neurobiologischen Faktoren, psychosozialen Umständen und komorbid vorliegenden psychischen Störungen die größte Bedeutung zu.

1.5.1 Neurobiologische Faktoren

Genetik

Genetische Studien beinhalten Familien-, Zwillings- und Adoptionsstudien sowie molekulargenetische Untersuchungen. Familienuntersuchungen zeigen eine deutliche Häufung von Suiziden in depressiv belasteten Familien (Roy et al., 1983). In neueren Untersuchungen zu depressiven Störungen konnte dieses Ergebnis bestätigt werden (Lieb et al., 2005; Rihmer et al., 2013). Darüber hinaus zeigte sich eine deutliche Zunahme von Impulsivität wie auch an suizidalen Verhaltensweisen in Familien, in denen es zu Suiziden gekommen war (Roy & Segal, 2001, 2006).

Genetische Faktoren spielen bei der Pathogenese von Suizidalität eine Rolle

In einer Zwillingsstudie konnte gezeigt werden, dass die Konkordanzraten für Suizidalität bei eineiigen Zwillingspaaren deutlich höher waren als bei zweieiigen Zwillingspaaren (Roy et al., 1983). In dieser Untersuchung lag die Suizidrate für eineiige Zwillinge bei 11,3 %, bei zweieiigen Zwillingen hingegen nur bei 1,8 %. Roy und Segal (2001) konnten dieses Ergebnis replizieren und beschrieben einen signifikanten Unterschied im Hinblick auf die Konkordanzraten von eineiigen zu zweieiigen Zwillingen. Des Weiteren fand sich auch ein signifikanter Zusammenhang von Suizidalität und psychischen Störungen in der familiären Aszendenz (Roy et al., 1995). In Adoptionsstudien fanden sich ebenfalls deutliche Hinweise auf genetische Faktoren in der Pathogenese von Suizidalität. In einer älteren Untersuchung zeigte sich eine deutlich höhere Suizidrate bei den biologischen Verwandten gegenüber denjenigen, die adoptiert worden waren, ohne dass jedoch diese Studien bzgl. dem Vorliegen anderer psychischer Störungen kontrolliert wurden (Wender et al., 1986). In neueren Studien wurde dies kontrolliert und es fand sich dennoch eine erhöhte Suizidalität bei den biologischen Eltern (Mann, 2003; Petersen et al., 2014).

In molekulargenetischen Studien wurden insbesondere Kandidatengene aus dem Serotoninstoffwechsel im Zusammenhang mit Suizidalität untersucht. Dabei konzentrierten sich die Untersuchungen (Bondy et al., 2006) in erster Linie auf serotonerge Kandidatengene zu Serotoninrezeptoren und zum Serotonintransporter (z. B. 5-HT-Rezeptor- und Serotoninrezeptorpolymorphismen). In einer großen Metaanalyse (Picouto et al., 2014), die alle Studien zwischen 1998 und 2014 im Hinblick auf eine Dysregulation des Serotoninstoffwechsels zusammenfasste und sich auf Erwachsene und Adoleszente bezog, fanden sich jedoch inkonsistente Ergebnisse. Wahrscheinlicher ist auch, dass für das Phänomen der Suizidalität mehrere Gene im Sinne eines polygenen Geschehens verantwortlich sind (Bronisch & Hegerl, 2011).

Epi-genetische Erklärungs-ansätze

Plener (2015) weist darauf hin, dass es erste aktuelle Ergebnisse zu Epigenetik von suizidalem Verhalten bezogen auf den Einfluss von Lebensereignissen gibt. Epigenetik kennzeichnet Abläufe, die außerhalb der Genregulation, der Genexpression, wirken, sie aber beeinflussen. Dabei befasst sich die Epigenetik mit der Frage, welche Faktoren die Aktivität eines Gens und damit die Entwicklung der Zelle zeitweilig festlegen und ob bestimmte Festlegungen oder Veränderungen an die Folgegeneration vererbt werden. Die Festlegungen oder Veränderungen können sowohl in einer DNA-Methylierung, als auch in einer Modifikation der Histone bestehen. In aktuellen Studien wird im Zusammenhang mit suizidalem Verhalten auf eine geänderte Exprimierung des Brain-derived neutrophic factors (BDNF) und einer Hypermethylierung unterschiedlicher Gene hingewiesen (El-Sayed, Haloossim, Galea & Koenen, 2012).

Neuroanatomie

Neuroanatomische Studien im Hinblick auf suizidales Verhalten sehen Hinweise für dysfunktionale fronto-cingular-striatale Regelkreise und diskutieren in diesem Zusammenhang Auffälligkeiten insbesondere im Bereich von Impulsivität und Konfliktlösungsstrategien (Heeringen et al., 2011). In einer aktuellen Metaanalyse (Heeringen et al., 2014) wurden Untersuchungen dargestellt, die einen Zusammenhang zwischen einer erhöhten Vulnerabilität für suizidales Verhalten und neuroanatomischen Befunden untersuchten. Diese bezogen sich auf Untersuchungen durch strukturelle und funktionelle Magnet-Resonanz-Tomographie (MRT) und wurden an Adoleszenten wie auch an Erwachsenen durchgeführt, die in der Vorgeschichte suizidales Verhalten angegeben hatten. Es fanden sich in diesen Untersuchungen strukturelle Auffälligkeiten in Form von einem reduzierten Volumen im Bereich des Gyrus temporalis superior und dem Nucleus caudatus. In den funktionellen Untersuchungen fand sich gegenüber den Kontrollgruppen eine erhöhte Aktivität im anterioren und posterioren Gyrus cinguli. Die Autoren sahen somit Auffälligkeiten in neuronalen Netzwerken, in denen Prozesse der Entscheidungsfindung geschaltet werden. Sie diskutierten im Zusammenhang mit suizidalem Verhalten eine erhöhte Vulnerabilität im Hinblick auf die motivationale Kontrolle von hervorstechenden negativen emotionalen Stimuli.

1.5.2 Psychosoziale Faktoren

Psychische Aspekte

Hohe Komorbidität bei suizidalem Verhalten

Ein wesentlicher psychischer Aspekt ist das Vorhandensein einer psychischen Störung. Wie in Kapitel 1.4 dargelegt, leidet ein hoher Prozentsatz der Jugendlichen, die suizidales Verhalten zeigen, unter einer psychischen Störung. Shaffer und Mitarbeiter (1996) sahen in ihrer Untersuchung bei 90 % der Jugendlichen, die ein suizidales Verhalten zeigten, zusätzlich eine andere psychische Störung. Somit kommt der Komorbidität im Hinblick auf die Ätiopathogenese eine sehr große Bedeutung zu.

Enger Zusammenhang zwischen traumatischen Erlebnissen und Suizidalität

Weitere psychische Faktoren finden sich in der Vorgeschichte und im aktuellen Lebensumfeld des Jugendlichen. In der Vorgeschichte kommt dem Erleben von körperlicher und/oder sexueller Gewalt eine große Bedeutung zu (Ten Have et al., 2013). Im Hinblick auf traumatische Erlebnisse in der Kindheit wurden in Südkorea 1.396 Erwachsene befragt und untersucht. Die Gruppe derer, die traumatische Erlebnisse in der Kindheit angegeben hatten und bei denen ein Elternteil in dieser Zeit verstorben war, zeigten die höchste Ausprägung von suizidalem Verhalten (Jeon et al., 2014).

Sexueller Missbrauch in der Vorgeschichte ist ein hoher Risikofaktor

In einer großen aktuellen neuseeländischen Studie (Fergusson et al., 2013) mit 900 Probanden konnte gezeigt werden, dass sexueller Missbrauch im Kindesalter mit einer signifikanten Zunahme von suizidalen Gedanken und suizidalen Handlungen im weiteren Leben einhergeht. Gestützt wird dieses Studienergebnis durch die von der WHO initiierten Studie in 21 Ländern (Stein et al., 2010) zum Zusammenhang von suizidalem Verhalten in der Gegenwart und traumatischen Erlebnissen in der Kindheit. Auch hier zeigte sich, dass eine deutliche Korrelation zwischen angegebenen traumatischen Erlebnissen und suizidalen Gedanken sowie suizidalen Handlungen besteht. Ebenso konnte in einer Längsschnittuntersuchung dargestellt werden, dass ein erlebter sexueller Missbrauch einen sehr hohen Vorhersagewert für einen späteren Suizidversuch hat (Brezo et al., 2007). In einer ersten Studie mit einem prospektiven Studiendesign (Brabant et al., 2014) wurden 52 weibliche Jugendliche, die einen sexuellen Missbrauch erlitten hatten, untersucht. Nach 12 Monaten zeigten die Jugendlichen, die unter vermehrten posttraumatischen Stresssymptomen litten, auch eine signifikant erhöhte Wahrscheinlichkeit für die Entwicklung von suizidalen Gedanken. Damit zeigt sich auf der Basis der bisherigen Studienlage, dass traumatische Erlebnisse und besonders ein erlebter sexueller Missbrauch einen deutlichen Risikofaktor für späteres suizidales Verhalten darstellen.

Erlebtes Mobbing steht in engem Zusammenhang mit suizidalen Handlungen

Im Vorfeld von Suizidversuchen und Suiziden finden sich Hinweise für massive Hänseleien, die zum Teil auch die Kriterien für Mobbing erfüllen. Eine besondere Bedeutung kommt dem sogenannten „Cyberbulling“ zu (Messias et al., 2014). So konnte in groß angelegten Untersuchungen an Schülern in Amerika und in Europa aufgezeigt werden, dass Kinder und Jugendliche, die Mobbing ausgesetzt waren, deutlich häufiger suizidales Verhalten zeigten (Brunstein-Klomek et al., 2007; Skapinakis et al., 2011; Borowsky et al., 2013). In einer aktuellen Metaanalyse (Holt et al., 2015) mit 47 Studien zeigte sich ebenfalls, dass das Risiko für suizidale Gedanken und suizidales Verhalten im Zusammenhang mit massiven Hänseleien und schikanierenden Verhaltensweisen deutlich ansteigt.

In einer weiteren Metaanalyse wurden Studien zwischen den Jahren 1910 und 2013 analysiert, die den Zusammenhang zwischen Hänseleien, Schikanieren bis hin zu systematischem Mobbing und Suizidalität untersucht hatten. Dabei zeigte sich bei der Analyse der 491 Studien, dass ein Mobbing durch die Peergroup ein Risikofaktor für die Entwicklung von suizidalen Gedanken und Handlungen ist (van Geel et al., 2014). Bemerkenswert ist, dass die Beteiligung an Mobbing alleine schon ein Risikofaktor für suizidales Verhalten ist. So zeigte sich in einer norwegischen Studie an Jugendlichen zwischen 12 und 15 Jahren, dass die Täter genau wie die Opfer nach einem Jahr gehäuft suizidale Gedanken angaben (Undheim & Sund, 2013). Dieses Ergebnis blieb auch stabil, wenn Geschlecht, Alter, sozioökonomischer Status und eine depressive Symptomatik berücksichtigt wurden. Mittlerweile wurde dieser Befund in einer Metaanalyse von 47 Studien bestätigt (Holt et al., 2015).

In einer großen norwegischen Verlaufsstudie fanden sich eine Reihe weiterer psychischer Faktoren, bei denen ein Zusammenhang mit suizidalem Verhalten gesehen wurde (Strandheim et al., 2014). Die Jugendlichen, die zu Beginn der Studie unter ängstlichen Symptomen, schlechter Stimmung, Aufmerksamkeits- und Verhaltensproblemen, Schlafstörungen, Schmerzsymptomen und Nikotinrauchen litten, hatten eine doppelt so hohe Wahrscheinlichkeit, im Verlauf auch unter suizidalen Gedanken zu leiden. Dieses Ergebnis war unabhängig vom Geschlecht. Insgesamt spielen somit vielfältige psychische Probleme bei der Genese suizidaler Gedanken und Handlungen eine Rolle.

Familiäre Aspekte

Es finden sich eine ganze Reihe von besonderen Bedingungen und Problemen, die in den Familien vermehrt auftreten, in denen Suizidalität bei einem Kind oder Jugendlichen besteht. Warnke und Mitarbeiter (1996) untersuchten aufgrund von Suizidalität stationär behandelte Kinder und Jugendliche im Hinblick auf abnorme psychosoziale Umstände. Bei 20 % der Familien fanden sie eine Abwesenheit eines oder beider Elternteile durch Trennung, Scheidung oder Tod. In 19 % der Familien lagen psychische Störungen bei anderen Familienmitgliedern vor, insbesondere depressive Störungen und Suchterkrankungen. Bei 9 % gab es Disharmonien in der familiären Kommunikation. In 8 % der Familien sahen die Untersucher einen Mangel an emotionaler Wärme in den intrafamiliären Beziehungen und bei 6 % lag eine unzureichende oder inkonsistente elterliche Kontrolle vor. Allerdings sind diese Auffälligkeiten nicht spezifisch für Familien mit einem suizidalen Kind, sondern finden sich auch bei einer ganzen Reihe anderer psychischer Probleme. In einer Studie, die den Zusammenhang von suizidalen Verhalten bei Adoleszenten und ihrer familiären Situation untersuchte, zeigte sich eine deutliche Zunahme von suizidalem Verhalten bei vorliegenden familiären Konflikten (Consoli et al., 2013). Die Adoleszenten zeigten neben dem suizidalen Verhalten auch eine depressive Symptomatik. Familiäre Faktoren wie Trennung/Scheidung der Eltern werden immer wieder in Verbindung mit dem Auftreten von suizidalen Verhalten gebracht (Rubenstein et al., 1998). Hawton und Mitarbeiter (2012) beschreiben in ihrer Übersichtsarbeit zu selbstverletzendem Verhalten und Suizidalität folgende familiäre Faktoren, die zur Zunahme von suizidalem Verhalten führen:

- Trennung der Eltern,
- Tod eines Elternteils,
- psychische Störung eines Elternteils,
- suizidales Verhalten in der familiären Aszendenz,
- eheliche oder familiäre Streitigkeiten.

Noch am besten ist die Datenlage hinsichtlich der ätiologischen Bedeutung für suizidales Verhalten, wenn die Eltern selbst eine psychische Störung haben oder wenn in der Familie bereits Suizide vorgekommen sind (Burke et al., 2010). In diesen Fällen zeigt sich eine deutliche Häufung suizidaler Verhaltensweisen bei den Kindern. Besonders gilt dies, wenn die Eltern unter einer depressiven Störung gelitten haben. Auch ein von den Eltern erlebter sexueller Missbrauch erhöht das Risiko für deren Kinder, einen Suizidversuch durchzuführen (Melhem et al., 2007).

Gesellschaftliche Bedingungen

Nachahmungssuizid oder der sog. „Werther-Effekt“

Eine große Bedeutung kommt dem Nachahmungseffekt, dem sogenannten „Werther-Effekt“, zu. Der Begriff „Werther-Effekt“ geht auf Goethes Buch „Die Leiden des jungen Werther“ zurück, in dem sich ein junger Mann durch Erschießen suizidiert. Bei Erscheinen des Buches kam es zu einer ganzen Reihe von „Folgesuiziden“, die mit gleicher Methode und gleichem Kleidungsstil wie im Buch beschrieben durchführt wurden. Auch in der Folge gab es Studien, die diese These unterstützen. Phillips (1974) untersuchte bei 33 Prominenten, die sich suizidiert hatten, wie deren Suizide auf der Titelseite der New York Times dargestellt wurden und welche

Auswirkungen dies hatte. Bei 26 der Prominenten kam es zu „Nachahmungssuiziden“, wobei diese von der Anzahl, von der Prominenz und der Intensität der Berichterstattung abhängig war. In den 1980er Jahren wurde die Fernsehserie „Tod eines Schülers“ ausgestrahlt. Dies führte in der Folge zu einer Vielzahl von Nachahmungen des Suizides, wie er im Film dargestellt worden war.

Zuletzt zeigte sich dieser Nachahmungseffekt wieder sehr deutlich in der unverantwortlichen medialen Vermarktung des Suizides des früheren Fußball-Nationaltorhüters Robert Enke. Durch die mediale Darstellung, die geprägt war durch „Überhöhung“ bis hin zu „Heroisierung“, kam es zu einem massiven Anstieg der Suizide durch Überfahrenlassen durch Züge. Kam es vor der medialen Darstellung in 28 Tagen zu 53 Suiziden, stieg die Zahl 28 Tage nach dem Suizid auf 121 an (Ladwig et al., 2012).

Gerade für Kinder und Jugendliche, die sich mit suizidalen Gedanken beschäftigen, sind Darstellungen in den Medien (Fernsehen, Radio, Internet) von durchgeführten Suizidversuchen im Sinne eines Modells oft der entscheidende Punkt, die suizidalen Gedanken in die Tat umzusetzen, nicht selten genau nach derselben Methode, wie sie von der bekannten Person angewendet wurde (Schmidtke & Schaller, 2000). Hier ist sicherlich die medial geförderte Identifizierung mit demjenigen, der sich suizidiert hat, für Kinder und Jugendliche von großer Bedeutung. Auch Suizidbeschreibungen in Zeitungen oder Büchern können eine „Auslösefunktion“ einnehmen, z. B. in einem Buch mit dem Titel „Der Selbstmordclub“ in dem asiatische Jugendliche, im Manga-Stil gezeichnet, gemeinschaftlich einen Suizid durch den Sprung vor eine U-Bahn begehen.

Ebenso ist das Aufrufen spezifischer „Suizidforen“ im Internet von Bedeutung (Schmidtke et al., 2003). Immer wieder kommt es nach dem Besuch dieser Suizidforen zu Suizidversuchen von Jugendlichen oder es werden über das Internet sogar Verabredungen zum gemeinsamen Suizid getroffen.

Risikofaktoren

Eine wesentliche Aufgabe der Forschung zu suizidalem Verhalten und Suiziden ist die Ermittlung von Risikofaktoren, denen eine große Bedeutung für die Suizidprävention und Therapie zukommt.

Mädchen begehen mehr Suizidversuche, Jungen mehr Suizide

Das weibliche Geschlecht ist bei Jugendlichen ein Risikofaktor für Suizidversuche, das männliche Geschlecht ein Risikofaktor für Suizide (Lathi et al., 2014). Es zeigte sich in dieser Studie auch, dass psychische Störungen häufig im Vorfeld der Suizide anzutreffen waren. Dabei befanden sich 15 % der männlichen und 17 % der weiblichen Jugendlichen vorher in stationärer psychiatrischer Behandlung. Vor der Durchführung eines Suizids zeigten weibliche Jugendliche sehr viel häufiger als männliche Jugendliche Medikamenteneinnahmen in suizidaler Absicht, die zu stationären Behandlungen geführt hatten (17 % vs. 0 %). Ebenso zeigte sich dies bei in der Vorgeschichte beschriebenem selbstverletzendem Verhalten durch Schneiden (33 % vs. 7 %).

Risikofaktoren für die Durchführung eines Suizidversuchs bei Jugendlichen können sowohl in ihrer Entwicklung und Vorgeschichte begründet sein (Eigen-Familienanamnese) als auch in ihrer aktuellen Lebenssituation liegen.

Risikofaktoren, die die Vorgeschichte betreffen (Walrath et al., 2001; Verdoux et al., 2001; Lewinsohn et al., 2002; Hulten et al., 2001; Nock et al., 2008; Carli et al., 2014)

- Selbstverletzendes Verhalten,
- frühere Suizidversuche, besonders mit „harter Methode",
- psychische Störungen,
- Kontaktprobleme bis hin zur Isolation in der „Peergroup",
- massive Hänseleien/Mobbing-Erfahrungen,
- akute und chronische Überforderung im sozialen Umfeld, z. B. Schule,
- Vernachlässigung, Misshandlung, Missbrauch,
- Schulabsentismus,
- Delinquenz,
- hoher Medienkonsum,
- Schlafstörungen.

Selbstverletzendes Verhalten ist ein Risikofaktor für einen Suizid

In aktuellen Studien (Preyde et al., 2014) hat sich ebenfalls gezeigt, dass gerade bei jugendlichen Patienten, die mit ihrer Emotionsregulation große Probleme haben und NSSV zeigen, im weiteren Verlauf auch häufig suizidale Handlungen auftreten. Suizidversuche in der Vorgeschichte sind ebenfalls ein gravierender Risikofaktor (Suominen et al., 2004), besonders dann, wenn sie mit „harter" Methode durchgeführt wurden. Gerade für die klinische Risikoeinschätzung ist die Kenntnis über frühere Suizidversuche wichtig, da diese Jugendlichen schon einmal eine gewisse „Grenze" überschritten haben.

Psychische Störungen sind ein wichtiger Risikofaktor für suizidales Verhalten

Das Vorliegen von psychischen Störungen zeigt sich in vielen Studien ebenfalls als ein gravierender Risikofaktor. Gerade bei Menschen, die durch einen Suizid verstorben waren, lag bei der Mehrzahl in der Vorgeschichte eine psychische Störung von Krankheitswert vor (vgl. Kapitel 1.4: Komorbidität). In der bereits erwähnten Studie von Straub et al. (2015) an 1.170 Schülern, zeigte sich, dass diejenigen mit suizidalem Verhalten vermehrt auch unter depressiven Symptomen und manischen Symptomen litten.

In verschiedenen Studien werden als weitere psychische Störungen im Zusammenhang mit Suizidalität auch Persönlichkeitsstörungen, insbesondere die emotional-instabile Persönlichkeitsstörung vom Borderline-Typus, Konsum von psychotropen Substanzen, spezifische Phobien, Störungen im Sozialverhalten und ausgeprägte Schlafstörungen genannt (Goldstein et al., 2008; Wong et al., 2012; Nock et al., 2013).

Akute Probleme oder Konflikte als Risikofaktoren

- Trennung von Freundin oder Freund,
- ungelöste stark belastende Konfliktsituation,
- Hänseleien und Mobbing-Erfahrungen,
- traumatisierendes Erlebnis,
- akute depressive Störung,
- Alkohol- und oder Drogenintoxikation.

Ein weiterer Risikofaktor in der Vorgeschichte eines Suizides bei Jugendlichen ist der Konsum von Alkohol (Strandheim et al., 2014). Dies gilt insbesondere, wenn es im Vorfeld zu einer Alkoholintoxikation gekommen ist (Lathi et al., 2014).

Risikofaktoren im familiären Umfeld (Wilcox et al., 2010)

- Positive Familienanamnese für Suizide und suizidales Verhalten,
- Verlust einer wichtigen Bezugsperson z. B. durch Krankheit/Tod,
- massive Konflikte zwischen den Bezugspersonen, z. B. Trennung der Eltern,
- psychische Auffälligkeiten und Störungen im familiären Umfeld.

Hat ein Jugendlicher sich mit dem Thema Suizid schon länger beschäftigt und für sich konkrete gedankliche Vorbereitungen getroffen, stellt dies einen klaren Risikofaktor für einen möglichen Suizidversuch dar. Aus amerikanischen Daten weiß man, dass bei ca. 60 % der Suizidversuche bei Jugendlichen ein konkreter Suizidplan vorgelegen hat (Nock et al., 2013).

1.6 Suizidprävention

Suizidprävention bei Kindern und Jugendlichen sollte auf verschiedenen Ebenen ansetzen. Dabei gilt es, zu unterscheiden, ob Suizidversuche von Jugendlichen verhindert werden sollen oder ob bei einem Jugendlichen, der schon einen Suizidversuch durchgeführt hat, ein erneuter Suizidversuch verhindert werden soll.

Frühe Identifizierung von Risikogruppen ist entscheidend für die Prävention

Das Grundprinzip aller Interventionen ist die Früherkennung und ein verbessertes klinisches Management von Risikopersonen, um damit Morbidität und Mortalität zu verringern. Im Wesentlichen stützen sich diese Präventionsansätze dabei auf folgende Bereiche:

- Allgemeine Maßnahmen und Aufklärung in der Bevölkerung,
- Schulung und Vernetzung von Hilfesystemen,
- öffentliche Darstellung in Medien,
- Identifikation und Betreuung von Risiko- und Hochrisikogruppen.

Gerade die Wirksamkeit der frühen Identifikation und Behandlung von Risikogruppen (Cox et al., 2012) ist im Kinder- und Jugendbereich gut untersucht.

Universelle Prävention

Unter *universeller Prävention* von Suiziden versteht man Maßnahmen, die bei den Voraussetzungen und Bedingungen von Suizidversuchen ansetzen. Ein Beispiel ist der Zugang zu Handfeuerwaffen, eine Suizidmethode mit hoher Letalität. Gelingt es, den Zugang zu Handfeuerwaffen so zu kontrollieren, dass es für Jugendliche sehr schwer ist, an Handfeuerwaffen zu gelangen, hat dies einen präventiven Charakter. Auch die nach der Wiedervereinigung in Deutschland durchgeführte Umstellung von Stadtgas auf Erdgas in den neuen Bundesländern führte zu einer Entgiftung des Gases und damit zum Rückgang dieser Suizidmethode. Hatte sich vorher noch jede fünfte Suizid-Patientin durch Stadtgas suizidiert, kam dies nach der Umstellung viel seltener vor (Genz, 2006).

Würde es gelingen, den Zugang zu Hochgeschwindigkeits-Bahntrassen zu erschweren, würde dies sicherlich ebenfalls zu einer Verringerung von Suiziden führen. Das Gleiche gilt für die Sicherung von Brücken und hohen Gebäuden.

Ein weiterer Faktor der universellen Prävention ist auch, nur noch kleine Packungsgrößen von potenziell gefährlichen Medikamenten rezeptfrei über die Apotheken abzugeben. So wurde 2009 festgelegt, dass Packungsgrößen von 10 Gramm und mehr von dem Wirkstoff Paracetamol nur mit Rezept abgegeben werden dürfen. Paracetamol ist ein Wirkstoff, der gerade bei Kindern und Jugendlichen häufig für Suizidversuche angewendet wird, da er in vielen Haushalten als Schmerzmittel verfügbar ist und in hohen Dosierungen hoch toxisch ist.

Umstritten ist die *universelle Prävention* in Bildungseinrichtungen, wie z. B. in Schulen oder Universitäten. In einer großen Metaanalyse (Harrod et al., 2014) kamen die Autoren zu dem Ergebnis, dass bisher keine gesicherten Ergebnisse für die Effektivität flächendeckender Programme zur primären Suizidprävention in Bildungseinrichtungen vorliegen. Es gibt sogar Hinweise, dass eine von Laien durchgeführte Suizidprävention und „gut gemeinte“ Aufklärung zum Thema Suizid (z. B. durch Schülerreferate) die Gefahr von suizidalen Handlungen massiv verstärken kann. Gleiches gilt wahrscheinlich auch für unspezifische Reihenuntersuchungen zum Thema Suizid an Schulen (Kutcher et al., 2017). Dabei erscheint es als nicht günstig, wenn die Aufmerksamkeit auf das Thema Suizid verstärkt wird, ohne dass gleichzeitig auch konkrete Hilfen aufgezeigt und angeboten werden. In einer aktuellen großen multizentrisch durchgeführten Studie in verschiedenen Ländern in Europa (SEYLE-Studie; Wassermann et al., 2015) konnte gezeigt werden, dass ein Programm (YAM – Youth Aware of Mental Health) für 14- bis 16-Jährige zur Förderung von Wissen über seelische Gesundheit, Problemlösefertigkeit und emotionaler Intelligenz zu einer Verringerung von suizidalen Handlungen und ausgeprägten suizidalen Gedanken führte. Dieses Programm soll nicht nur das Wissen von Jugendlichen über seelische Gesundheit erweitern, sondern auch Bewältigungsstrategien vermitteln, die Empathiefähigkeit steigern und die Kenntnisse über Hilfsmöglichkeiten verbessern.

Schulung und Vernetzung von Hilfesystemen

Eine Schulung von Ärzten und insbesondere von Hausärzten zur Erkennung von Suizidalität bei Erwachsenen führt zu einer Reduktion von Suiziden (Mann et al., 2005). Für den Kinder- und Jugendbereich fehlen hierzu noch aussagekräftige Daten. Hier käme sicherlich der Schulung von Kinderärzten und Hausärzten die größte Bedeutung zu. Ein weiterer Punkt ist die bessere Vernetzung des ambulanten mit dem stationären Bereich von Institutionen, die seelisch erkrankte Kinder und Jugendliche betreuen und behandeln. Dies betrifft nicht nur Ärzte (z.B. Haus,- Kinder-, Notärzte), sondern im besonderen Maße auch Kinder- und Jugendlichenpsychotherapeuten.

Vernetzung von Hilfesystemen für Kinder und Jugendliche

Ein gelungenes Projekt zur Vernetzung von Hilfesystemen im Erwachsenenbereich ist das „Nürnberger Modellprojekt gegen Depression/Suizidalität". Hier wurden auf vier Ebenen präventive Maßnahmen bzgl. Suizidalität kombiniert:

1. Intensive Schulung von Hausärzten zum Thema Depression und Suizidalität.
2. Professionelle Öffentlichkeitsarbeit in Kinos, auf Plakaten und bei speziellen Veranstaltungen.
3. Schulung von Multiplikatoren (z.B. Lehrer, Pfarrer, Apotheker) und Sensibilisierung von Medien, mit dem Ziel, die Berichterstattungen so zu verändern, dass Nachahmungseffekte minimiert werden können.
4. Kontakt zu Angehörigen von betroffenen Personen, Aufklärung sowie die Bildung von Selbsthilfegruppen.

Diese Mehrebenen-Interventionen liefen über zwei Jahre und zeigten sich hocheffektiv (Hegerl et al., 2006). Gegenüber einer Kontrollgruppe zeigte sich eine hochsignifikante Reduktion der Rate von suizidalen Handlungen (Suizidversuche und Suizide) um 20 %. Auch nach der Beendigung des Projektes blieben die Ergebnisse stabil und gerade schwere Suizidversuche gingen deutlich zurück (Hegerl et al., 2010).

Früherkennung von depressiver Symptomatik wichtig

Nach einer Untersuchung von Tait und Michail (2014) an jungen Menschen (<25 Jahre), die einen Suizid begangen hatten, wandten sich 45 % im Vorfeld der Tat nicht an einen Psychiater, sondern an ihren Hausarzt, um Hilfe zu suchen. Dabei fanden die Autoren, dass die Risikofaktoren (besonders das Vorliegen einer Depression) und Frühwarnzeichnen von den Hausärzten oftmals nicht richtig eingeschätzt oder erkannt wurden. Die Autoren schlossen daraus, dass spezifische Aufklärungsprogramme, die auf Hausärzte bezogen sind, entwickelt und durchgeführt werden müssten, um gefährdete Personen besser zu identifizieren. Das Grundprinzip dieser Intervention ist die Früherkennung und ein verbessertes klinisches Management. Dabei kommt insbesondere für die Suizidprävention dem Erkennen einer depressiven Symptomatik eine besondere Bedeutung zu.

Öffentliche Darstellung in Medien

In der Prävention von Suiziden bei Kindern und Jugendlichen kommt der Darstellung in den öffentlichen Medien wie Fernsehen, Internet und Printmedien eine besondere Rolle zu. Gerade für Kinder und Jugendliche, die sich mit suizidalen Gedanken beschäftigen, sind Darstellungen von Suizidversuchen in Medien (Fernsehen, Radio, Internet) oft der endscheidende Auslöser, die suizidalen Gedanken in die Tat umzusetzen. Nicht selten genau nach der gleichen Methode wie sie von der Person aus den Medien angewendet wurde. Zur Vermeidung des Werther-Effektes gilt es auf folgende Punkte zu achten (Phillips, 1974; Schmidtke & Häfner, 1988; Schmidtke & Schaller, 2000; Martin, 1996; Etzersdorfer & Sonneck, 1999; Schmidtke et al., 2003; Ladwig et al., 2012):

Regeln für den Umgang mit dem Thema Suizid in den Medien

- Der Suizid darf nicht als mögliche Lösung eines Problems dargestellt werden.
- Jede Identifikation mit der Person, die sich suizidiert hat, sollte vermieden werden (besonders bei bekannten und berühmten Personen).
- Keine detaillierte Darstellung der Suizidmethode.
- Keine Darstellung suizidaler Handlungen auf der Titelseite von Printmedien.
- Das Wort „Selbstmord" sollte nicht in die Artikelüberschrift eingefügt sein.
- Keine Bilder über die Umstände des Suizides (z. B. welche Brücke genutzt wurde).
- Möglichst keine immer wiederkehrende Berichterstattung.
- Überwachung und Kontrolle spezifischer „Suizidforen" im Internet.

Möglichkeit der Identifizierung vermeiden

Besonders problematisch und daher zu vermeiden ist die Darstellung der möglichen Motive desjenigen, der sich suizidiert hat. Risikoreich sind Darstellungen, die zu „Heroisierung", „Romantisierung" und „Simplifizierung" beim Jugendlichen führen. Vermieden werden sollten Formulierungen wie z. B.:

- „Sie/er blieb sich treu und wollte sich nicht anpassen!"
- „Sie/er war zu sensibel für diese Welt!"
- „In dieser Situation hatte sie/er keine andere Chance!"
- „Jetzt hat ihre/seine gequälte Seele endlich Ruhe!"
- „Warum hat niemand gesehen, wie es in ihr/ihm aussah?"
- „Sie wollten auf ewig vereint sein!"

Identifikation und Betreuung von Risiko- und Hochrisikogruppen

Störungsspezifische Behandlung einer bestehenden psychischen Grunderkrankung

Immer dann, wenn neben einer erhöhten Suizidalität noch eine kinder- und jugendpsychiatrische Störung besteht, gilt es, diese frühzeitig festzustellen und adäquat zu behandeln. Die Behandlung der psychischen Grundstörung kann zur Prävention von Suiziden führen (Cox et al., 2012). Wirksame Faktoren in der Prävention von suizidalen Handlungen bei Kindern und Jugendlichen sind in Tabelle 2 aufgelistet.

Tabelle 2: Wirksame Prävention suizidaler Handlungen bei Kindern und Jugendlichen (Kutcher et al., 2017; Harrod et al., 2014, Tait & Michail, 2014; Wassermann et al., 2015)

Wirksam	• Aufklärung und Schulung von Ärzten • Früherkennung und Behandlung von Jugendlichen mit Risikofaktoren für suizidales Verhalten • Aufklärungsprogramme zur seelischen Gesundheit in Kombination mit konkreten Hilfen und Vermittlung von Kompetenzen
Hinweise für Wirksamkeit	• Erschwerter Zugang zu potenziellen Bedingungen, die Suizide ermöglichen (z. B. Brücken, Hochhäuser, Bahntrassen) • Erschwerter Erwerb von potenziell tödlichen Medikamenten • Aufklärungsprogramme an Schulen und Universitäten • Schulung von Hilfesystemen, wie z. B. Erziehungsberatungsstellen • Schulung von Psychotherapeuten
Schädlich	• Unkritische Berichterstattung in den Medien
Hinweise für Schädlichkeit	• Vorträge und Referate von ungeschulten Laien, die die Aufmerksamkeit für Suizidalität erhöhen • Programme, welche die Aufmerksamkeit auf Suizidalität erhöhen, ohne konkrete Hilfen anzubieten

Dies gilt vor allem für Krankheitsbilder wie Depression, Schizophrenie, Alkohol- und Substanzmissbrauch. Allerdings ist die Datenlage bei Kindern und Jugendlichen nicht gut und es finden sich auch immer wieder widersprüchliche Ergebnisse. So ist zum Beispiel ein erlebter sexueller Missbrauch sicherlich ein Risikofaktor für darauffolgende suizidale Handlungen. Inwieweit jedoch bestimmte präventive Strategien wirksam sind und suizidale Handlungen verhindern, ist aufgrund der Heterogenität der betroffenen Personengruppen umstritten (Devries et al., 2014). Es bedarf diesbezüglich dringend systematischer Untersuchungen bei Jugendlichen, um aufzuzeigen, welche Komponenten möglicher Präventionsprogramme wirksam sind, um Suizide zu verringern und um die Nutzung der begrenzten Ressourcen zu optimieren.

Keine systematischen Kenntnisse gibt es zu Suiziden von Kindern und Jugendlichen, die sich in stationärer Behandlung befanden. Im Erwachsenenbereich findet sich eine erste Studie, die diese Suizide genauer zu analysieren versucht (Bowers et al., 2010). Dabei zeigt sich, dass familiären Konflikten eine große Bedeutung zukommt. Erste präventive Strategien werden aus diesen Ergebnissen abgeleitet.

1.7 Therapie

Die Behandlung der Suizidalität bei Kindern und Jugendlichen umfasst verschiedene Therapieoptionen. Unterschieden werden muss, ob es sich um Therapieoptionen nach einem Suizidversuch (Krisenintervention) handelt oder um Interventionen, welche die Prävention von Suizidversuchen zum Ziel haben. Dabei kommen jeweils psychotherapeutische und psychopharmakologische Behandlungsansätze zum Tragen. Mittlerweile liegen für psychotherapeutische Behandlungsprogramme erste systematische Analysen vor (Brent et al., 2013; Kapusta et al., 2014; Ougrin et al., 2015). Dabei ist es jedoch auf der Basis der bisherigen Datenlage noch nicht möglich, die effektivste Therapieform zu bestimmen. Der Schwerpunkt der bisher vorliegenden Therapieprogramme liegt auf kognitiv-verhaltenstherapeutischen und familientherapeutischen Ansätzen (Schneider, 2012).

Aufgrund dieser Datenlage sind auch die Empfehlungen der aktuellen Leitlinie zur „Suizidalität" bei Kindern und Jugendlichen (Quaschner, 2011; DGKJ et al., 2016) zur Therapie suizidalen Verhaltens noch allgemein gehalten. Empfohlen wird, dass die psychotherapeutischen Interventionen in einen ressourcenorientierten Gesamtplan eingebettet sein sollen. Bei akuter Suizidalität soll die Sicherstellung eines schutzbietenden Raumes und qualifizierte Betreuung unter zumeist stationären Bedingungen gewährleistet werden. Wenn nötig, sollen assoziierte psychische Symptome mitbehandelt werden und psychotherapeutische Interventionen sollen grundsätzlich über die Bewältigung der aktuellen Krise hinaus erfolgen. Dabei sollen altersspezifische Ausdrucksformen suizidalen Verhaltens und Risikokonstellationen berücksichtigt werden.

Nach einem stattgefundenen Suizidversuch sollen nach Plener und Mitarbeitern (2017) folgende psychotherapeutische Interventionen zeitnah erfolgen:

- Einbezug der Familie oder anderer Bezugspersonen.
- Schnelles Einsetzen der Intervention (Nachfolgetermin spätestens nach 7 Tagen, 24 Stunden Erreichbarkeit im Krisenfall).
- Verknüpfung der Krisenintervention mit eventuell bestehenden anderen psychotherapeutischen Angeboten.
- Verstärkung protektiver Faktoren (wie z. B. Aufbau von Veränderungsmotivation, Förderung von Drogen- und Alkoholabstinenz, familiäre Unterstützung, Förderung eines positiven Affekts, Schlafhygiene).

1.7.1 Psychotherapie – Wirksamkeit

Datenlage zu Wirksamkeit psychotherapeutischer Interventionen sehr schmal

Angesichts der Häufigkeit und Bedeutung von suizidalem Verhalten bei Jugendlichen ist die Datenlage hinsichtlich der empirischen Wirksamkeit von psychotherapeutischen Interventionen bemerkenswert schmal. Eine ganze Reihe von Gründen wird für die Schwierigkeiten bei der Durchführung von Studien genannt. Aufgeführt wird etwa die geringe Basisrate von Selbstmordversuchen (Brent et al., 2009). Auch die enge Verknüpfung mit anderen Zielsymptomen wie „nicht suizidalem selbstverletzendem Verhalten“ oder die Einbettung von suizidalem Verhalten in eine weiter gefasste diagnostische Kategorie, wie z. B. „Depression“, machen trennscharfe Aussagen schwierig (Ougrin et al., 2015). Und nicht zuletzt wird immer wieder die Heterogenität der untersuchten Adoleszenten hervorgehoben, die verallgemeinernde Schlussfolgerungen erschwert (Daniel & Goldston, 2009).

Insbesondere die zuletzt genannte Übersichtsarbeit von Daniel und Goldston (2009) betont den Aspekt der Heterogenität der Adoleszentengruppe stark. Der überragende Einfluss von Entwicklungsfaktoren und die große Kontext- bzw. Umfeldabhängigkeit machen den Autoren zufolge eine einheitliche Betrachtung der Gruppe nahezu unmöglich. Daniel und Goldston (2009) berücksichtigten in ihrer Übersichtsarbeit 11 Studien mit insgesamt 1.001 Teilnehmern. Ihrer zusammenfassenden Schlussfolgerung nach lassen sich nur begrenzte Nachweise für die Wirksamkeit von Interventionen zur Reduktion von Selbstmordversuchen bei Adoleszenten finden. Anstatt einer einheitlichen Herangehensweise („one size fits all approach“) plädieren sie für individuell abgestimmte Interventionen, die die (entwicklungs- und umfeldbezogenen) Besonderheiten der Jugendlichen berücksichtigen.

Kognitiv-behaviorale Therapie mit familienbezogenen Interventionen wirksam

Robinson et al. (2011) schlossen 15 Studien mit insgesamt 1.853 Teilnehmern in ihre Übersichtsarbeit ein, von denen aus methodischen Gründen lediglich 11 Studien für Metaanalysen herangezogen werden konnten. Individuell ausgerichtete kognitiv-behaviorale Vorgehensweisen zeigten in der Behandlung der Zielgruppe dabei vielversprechende Resultate und auch für die Wirksamkeit familienbezogener Interventionen fanden sich Hinweise.

Frühzeitige therapeutische Intervention wichtig

Von Brent und Mitarbeitern (2013) wurden 15 Studien mit insgesamt 2.154 Patienten einbezogen. Hinsichtlich des Zeitpunktes und der Intensität von Interventionen lassen sich demnach aus den Studien folgende Schlussfolgerungen ziehen. Die Tatsache, dass die Zeit bis zu vier Wochen nach stationärer Entlassung eine Hochrisikoperiode darstellt, macht es erforderlich, möglichst frühzeitig und direkt im Anschluss an die stationäre Behandlung mit der Therapie zu beginnen und dies – als weitere Schlussfolgerung – auch möglichst intensiv zu tun, d.h. mit einer hohen Frequenz an therapeutischen Sitzungen. Weiterhin konnten Brent und Mitarbeiter (2013) aufgrund der vorhandenen Datenlage fünf Schlüsselfaktoren bzw. -bereiche extrahieren, die einen engen Zusammenhang mit der Reduktion von suizidalem Verhalten aufweisen:

- die Schaffung von Veränderungsmotivation,
- Alkohol- und Drogenabstinenz,
- die Etablierung familiärer und auch außerfamiliärer Unterstützungsmaßnahmen,
- die Förderung einer positiven Stimmungslage sowie
- die Sicherstellung eines gesunden Schlafverhaltens.

Bei der Behandlungsplanung sollten diese Faktoren nach Brent und Mitarbeitern (2013) unbedingt geprüft und miteinbezogen werden.

Demgegenüber wird der Einsatz von Non- bzw. Anti-Suizidverträgen in der Literatur unterschiedlich bewertet (Hohagen et al., 2011). Sei es, dass er als Alternative, als Ergänzung eines Sicherheits- bzw. Notfallplanes betrachtet wird oder als integraler Bestandteil eines derartigen Planes (Teismann et al., 2016; Teismann & Dorrmann, 2014). Zu dieser unterschiedlichen Bewertung trägt bei, dass es einerseits keine zufriedenstellenden empirischen Wirksamkeitsbelege gibt (Rudd et al., 2006b), andererseits klinische Erfahrungen aufzeigen, dass ein derartiger „Vertrag" bzw. eine Vereinbarung durchaus hilfreich sein können (Teismann et al., 2016). Daraus lässt sich ableiten, dass der Einsatz derartiger „Verträge" im Einzelfall hilfreich sein kann, aber keine „Standardintervention" darstellt.

Kapusta und Mitarbeiter (2014) schlossen in ihre Übersichtsarbeit 23 Originalarbeiten mit insgesamt 2.528 Patienten ein. Je nach Fokus der einzelnen Arbeiten wurde diese einer von vier Gruppen zugeordnet. Die erste Gruppe von Arbeiten untersuchte Interventionen, die sich mit dem Verlauf im Anschluss an eine Notaufnahme wegen eines Suizidversuches beschäftigten, die zweite mit Interventionen, die den Fokus der Interventionen auf den familiären Kontext legten, die dritte Gruppe beinhaltete Studien mit verhaltenstherapeutischem Interventionsschwerpunkt und die vierte Gruppe wurde durch eine Restkategorie gebildet.

In den zusammenfassenden Schlussfolgerungen konnte zwar festgehalten werden, dass Interventionen im Bereich suizidalen Verhaltens bei Jugendlichen effektiv sind, diese Effekte allerdings häufig unspezifisch sind. Spezifische Effekte im Sinne der Reduktion suizidalen Verhaltens wurden vor allem bei denjenigen Interventionen berichtet, die die Familienmitglieder von suizidalen Jugendlichen miteinbezogen. Die im Erwachsenenbereich nachgewiesene Wirksamkeit von kognitiv-behavioralen Interventionen (Tarrier et al., 2008) ließ sich trotz einer Reihe von vielversprechenden Einzelstudien für Jugendliche nicht eindeutig nachweisen (Spirito et al., 2011). Darüber hinaus schienen individualisierte psychotherapeutische Interventionen unspezifischen Gruppeninterventionen an Effektivität überlegen zu sein.

Ougrin und Mitarbeiter (2015) schlossen in ihrer Übersichtsarbeit insgesamt 19 Studien ein mit insgesamt 2.176 adoleszenten Teilnehmern. Während ein Großteil der eingeflossenen Studien deutliche Effekte für die Reduktion von selbstverletzendem Verhalten nachweisen konnten (dies traf für die Dialektisch-Behaviorale Therapie/DBT, die Kognitiv-Behaviorale Therapie/CBT und auch für die Mentalisierungsbasierte Therapie/MBT zu), zeigten sich nur schwache Effekte für den Bereich suizidalen Verhaltens. Brent und Mitarbeiter (2013) weisen in diesem Zusammenhang ausdrücklich darauf hin, die Differenzierung zwischen selbstverletzendem Verhalten und suizidalem Verhalten zu beachten und diese Zielbereiche in der Behandlung nicht einfach gleichzusetzen. Zusammenfassend scheinen diejenigen Interventionsformen am wirksamsten zu sein, die eine starke Familienkomponente beinhalten sowie eine intensive, d.h. hochfrequente Behandlung, die zudem über einen längeren Zeitraum aufrechtzuerhalten ist (Ougrin et al., 2015).

Was die Wirksamkeit psychotherapeutischer Interventionen angeht, lässt sich aufgrund der aufgeführten Übersichtsarbeiten und Metaanalysen zusammenfassend trotz aller Einschränkungen und Relativierungen festhalten, dass sich kognitiv-behaviorale Konzepte und familienbezogene Interventionen bewährt haben. Die Heterogenität der Zielgruppe legt es allerdings in der Behandlungsplanung nahe, auf der Basis eines individuellen Fallkonzeptes vorzugehen.

1.7.2 Pharmakotherapie – Wirksamkeit

Es steht keine Substanz zu Verfügung, die für die kausale pharmakologische Behandlung von suizidalen Gedanken oder suizidalen Handlungen eingesetzt werden könnte. Auch liegt diesbezüglich keine Zulassung für ein Medikament vor. Dies gilt für die Behandlung akuter suizidaler Krisen genauso wie für eine chronisch wiederkehrende Suizidalität. In der Erwachsenenpsychiatrie wurde untersucht, ob bestimmte Substanzen einen suizid-protektiven Effekt aufweisen. Für antidepressive Substanzen zeigte sich keine klare Evidenz für einen solch Suizid protektiven Effekt (Braun et al., 2016; Lewitzka et al., 2017). Für die Substanzen Lithium und Clozapin wurde der Effekt auf der Basis der vorliegenden Literatur bei Erwachsenen bestätigt (Lewitzka et al., 2017). Für den Kinder- und Jugendbereich ist die Datenlage so schwach, dass zu einem möglichen suizid-protektiven Effekt von diesen oder weiteren Substanzen keine Aussage getroffen werden kann.

Es gibt keine spezifische medikamentöse Therapie bei Suizidalität

Daher basieren die pharmakologischen Empfehlungen fast ausschließlich auf klinischen Erfahrungen (Warnke, 2008). In der medikamentösen Behandlung von Suizidalität gibt es daher nur zwei Ansatzpunkte. Erstens die medikamentöse Angst- und Spannungsreduktion in der Krisensituation und zweitens die medikamentöse Therapie von komorbiden Störungen, insbesondere die Behandlung einer depressiven Störung.

Irritationen gab es über die medikamentöse Behandlung depressiver Störungen, nachdem 2003 ein Warnhinweis durch die amerikanische Zulassungsbehörde „Food and Drug Administration“ (FDA) ergangen war. In bis dato nicht veröffentlichten Studien mit dem SSRI Paroxetin in der Behandlung von Kindern und Jugendlichen mit depressiven Störungen hatte sich eine Zunahme von „suizidalen Ereignissen“ gezeigt. Es wurde dann durch die englische Gesundheitsbehörde „Medicines and Healthcare products Regulatory Agency“ (MHRA) mitgeteilt, dass die Behandlung depressiver Störungen bei Kindern und Jugendlichen mit Paroxetin eine Kontraindikation darstellt. Die FDA in den USA sprach eine Empfehlung aus, Paroxetin nicht mehr einzusetzen. In der Folge wurde bei vielen Kindern und Jugendlichen Paroxetin abrupt abgesetzt. Dieses plötzliche Absetzen führte allerdings nach Einschätzung mancher Autoren zu einer nachfolgenden Zunahme der Suizidrate (Gibbons et al., 2007).

Es folgten Metaanalysen zu den Wirkstoffen Paroxetin und Venlafaxin, die eine Zunahme von Suizidalität feststellten (Apter et al., 2006; Hetrick et al., 2012). Allerdings fanden sich auch Untersuchungen, die diese Ergebnisse nicht bestätigten und zum Teil sogar eine Abnahme von suizidalen Gedanken und Selbstverletzungen unter Medikation mit SSRIs sahen (Gibbons et al., 2006; Goodyer et al., 2008; Isacsson et al., 2005; March et al., 2006; Wong et al., 2004; Zuckerman et al., 2007).

Auf der Basis der aktuellen Datenlage kann festgestellt werden, dass bei der Therapie von kindlichen und jugendlichen depressiven Störungen sowie von Angst- und Zwangserkrankungen ein günstiges Nutzen-Risiko-Profil der SSRIs festgestellt werden kann (Bridge et al., 2007; Henry et al., 2012).

Es findet sich unter der Therapie mit Antidepressiva ein geringfügig erhöhtes Risiko für suizidale Verhaltensweisen über alle kontrollierten Studien und Indikationen hinweg. Es fanden sich jedoch keine Suizide unter Medikation (Bridge et al., 2007). Zusammenfassend ist festzustellen, dass eine schwerwiegende depressive Störung, die mit Suizidalität einhergeht, medikamentös (in erster Linie mit einem SSRI) behandelt werden sollte, da die Vorteile einer Behandlung mit diesen Antidepressiva die Risiken übertreffen.

Schwere depressive Störungen mit bestehender Suizidalität sollten medikamentös behandelt werden

Auf der Basis der neusten Studien und Metaanalysen (Brent et al., 2009; Gibbons et al., 2012) zeigt der SSRI Fluoxetin gefolgt von Sertralin und Citalopram das geringste Risiko für eine Zunahme von suizidalen Gedanken und suizidalen Handlungen.

2 Leitlinien

Die dargestellten Leitlinien beziehen sich auf den aktuellen Stand der Forschung und auf die klinische Praxis unter Berücksichtigung der aktuellen AWMF-Leitlinie (DGKJP et al., 2016).

2.1 Leitlinien zur Diagnostik

Der diagnostischen Einschätzung von Suizidalität kommt für den klinisch tätigen Arzt und Psychologen bzw. Psychotherapeuten eine herausragende Bedeutung zu. Nahezu täglich, besonders im Bereitschafts- oder Nachtdienst, wird er mit der Frage konfrontiert, ob Suizidalität vorliegt, und wenn ja, wie akut diese ist und welche Unterstützung, Hilfe und auch Schutz der Patient benötigt. Die Vorstellungen aufgrund von Suizidalität in kinder- und jugendpsychiatrischen Kliniken mit Versorgungsaufrag haben in den letzten Jahren massiv zugenommen. Im niedergelassenen Bereich stellen sich immer häufiger Patienten mit psychischen Störungen vor, bei denen Suizidalität mit abgeklärt werden muss. Nicht selten kommt es auch im Rahmen von psychotherapeutischen Behandlungen zu suizidalen Krisen, die einer diagnostischen Einschätzung und spezifischen Behandlung bedürfen.

Aufgrund dieser Zunahme stellt sich oft die Frage, ob der Patient stationär behandelt werden muss oder eine ambulante Behandlung möglich ist. Dies gilt insbesondere dann, wenn der Patient oder auch die Sorgeberechtigten mitteilen, dass sie einem stationären Behandlungsangebot, und sei es auch nur zu Krisenintervention, nicht zustimmen.

Damit kommt der Diagnostik im Hinblick auf eine Risikoeinschätzung eine große Bedeutung zu. Das diagnostische Erstgespräch sollte in einem störungsfreien Raum stattfinden, denn gerade bei suizidalen Patienten ist die vertrauensbildende Erstexploration und Befunderhebung besonders wichtig.

Zur Untersuchung gehört eine multiaxiale Diagnostik psychischer Störungen

Konkrete Exploration suizidaler Gedanken und Handlungen

Die Basis der Untersuchung bildet die multiaxiale Diagnostik psychischer Störungen (Mattejat & Eimecke, 2008). Diese beinhaltet die Erhebung der aktuellen Lebenssituation, möglicher psychosozialer Belastungsfaktoren sowie die Eigenanamnese und Familienanamnese (vgl. Döpfner & Petermann, 2012). Ausführlich gilt es nach den konkreten suizidalen Gedanken zu fragen und, wenn es im Vorfeld einen Suizidversuch gegeben hat, nach den genauen Umständen dieses Suizidversuches. Es erfolgt dann eine psychopathologische Befunderhebung. In der Notfallvorstellung während des Bereitschafts- und Nachtdienstes ist eine körperliche Untersuchung zwingend notwendig, insbesondere, um Merkmale von Suizidhandlungen oder selbstverletzendem Verhalten festzustellen. In vielen Fällen ist die Durchführung eines Drogenschnelltests sinnvoll. Auf der Basis aller Untersuchungsbefunde muss es zu einer diagnostischen Einschätzung kommen, ob akute Suizidalität vorliegt und ob eine oder mehrere psychische Störungen diagnostiziert werden können.

Eine körperliche Untersuchung ist erforderlich

Zur psychopathologischen Abklärung gehört nicht nur die Einschätzung des Suizidrisikos, sondern auch die Erhebung von stabilisierenden Faktoren beim Kind oder Jugendlichen, aber auch bei den Sorgeberechtigten und dem familiären Umfeld. In den vorherigen Kapiteln wurde schon dargestellt, dass wir ein höheres Risiko von suizidalen Gedanken und suizidalen Handlungen beim weiblichen Geschlecht und deutlich mehr Suizide bei männlichen Kindern und Jugendlichen finden. Bekannt ist auch, dass das Risiko für einen Suizid bei jüngeren Kindern (<12 Jahre) sehr viel geringer ist als bei den über 12-Jährigen.

Nach wie vor gibt es Psychotherapeuten und Ärzte, die davon ausgehen, dass durch die Exploration von Suizidalität diese erst induziert oder vorhandene suizidalen Gedanken und Handlungstendenzen verstärkt werden könnten. Aus der klinischen Praxis und aus Untersuchungen wissen wir jedoch, dass diese Einschätzung nicht richtig ist (Plener, 2015).

In Abbildung 6 ist der Untersuchungsgang schematisch dargestellt, an dessen Ende die Einschätzung des suizidalen Risikos durch den Psychotherapeuten oder Arzt stehen muss.

Tabelle 3 enthält eine Übersicht über die diagnostischen Leitlinien im Umgang mit Suizidalität. Die Diagnostik bezieht sich auf verschiedene Bereiche und Verfahren. Dabei kommt der klinischen Exploration die größte Bedeutung zu. Wichtig und hilfreich sind die Angaben der Bezugspersonen und Sorgeberechtigen. Ihre Einbeziehung ist gerade bei suizidalen Verhaltensweisen obligat. Bei der Risikoabschätzung der suizidalen Gedanken und suizidalen Handlungen spielen Fragebögen bisher eine eher untergeordnete Rolle.

Der Fremdanamnese kommt eine große Bedeutung zu

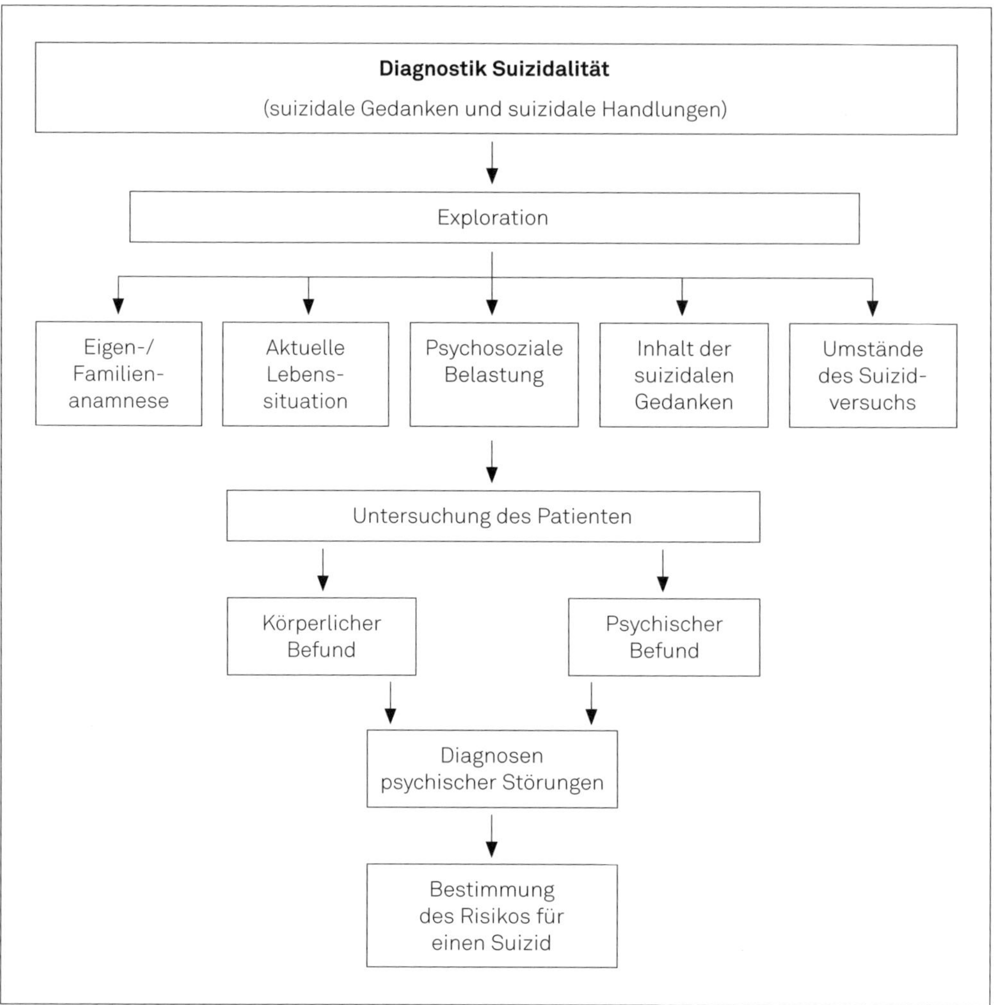

Abbildung 6: Diagramm zum diagnostischen Ablauf bei Suizidalität

Tabelle 3: Übersicht über den diagnostischen Inhalt und Ablauf mit dem Ziel der Risikoabschätzung

L1	Anlässe und Bedingungen zur Abklärung von Suizidalität
L2	Diagnostisches Vorgehen im Rahmen einer (Notfall-)Vorstellung wegen Suizidalität
L3	Exploration des Patienten und seiner Bezugspersonen zur aktuellen Suizidalität
L4	Exploration des Patienten und seiner Bezugspersonen zur aktuellen Lebenssituation und Ermittlung von spezifischen Risikofaktoren in der Vorgeschichte und der familiären/sozialen Situation
L5	Exploration und Untersuchung des Patienten und seiner Bezugspersonen zu komorbiden Störungen und differenzialdiagnostische Abklärung
L6	Körperliche Untersuchung, Drogentest und bei vorliegenden Verletzungen, Impfstatus
L7	Psychopathologische Festlegung sowie Beurteilung der Suizidalität/des Suizidrisikos, Krisenmanagement und Therapieempfehlung
L8	Verlaufskontrolle und Qualitätssicherung

2.1.1 Anlässe und Bedingungen zur Abklärung einer Suizidalität

Aufgrund der Häufigkeit von Suizidalität bei Kindern und Jugendlichen ab einem Alter von 12 Jahren bedarf es bei der Untersuchung psychischer Störungen immer auch der Abklärung suizidaler Gedanken und Handlungen. Dies bezieht sich in erster Linie auf die psychischen Störungen, bei denen mit erhöhter Suizidalität gerechnet werden muss. Zu diesen psychischen Störungen (vgl. Kapitel 1.4: Komorbidität) gehören in besonderer Weise depressive Störungen, selbstverletzendes Verhalten und emotional-instabile Persönlichkeitsstörungen vom Borderline-Typus. Für die depressive Störungen (Ihle et al., 2012) und das selbstverletzende Verhalten (In-Albon et al., 2015) liegen jeweils Leitfäden vor, die auf diesen Zusammenhang speziell eingehen und konkrete Informationen und Hilfen anbieten.

L1 Leitlinie 1: Anlässe und Bedingungen zur Abklärung von Suizidalität

- Im Rahmen einer allgemeinen Abklärung psychischer Störungen sollte Suizidalität immer berücksichtigt werden.
- Im Verlauf einer Psycho- oder Pharmakotherapie sollte Suizidalität immer dann (neu) abgeklärt werden, wenn Hinweise auf mögliche suizidale Gedanken oder suizidale Handlungen auftreten.
- Bei einer (Notfall-)Vorstellung wegen Suizidalität (ambulant oder stationär).
- Als Verlaufsuntersuchung im Rahmen einer Behandlungsepisode bei zuvor festgestellter Suizidalität.

Auch im Verlauf einer Psycho- und/oder Pharmakotherapie sollte Suizidalität immer dann abgeklärt werden, wenn sich Hinweise auf eine mögliche Suizidalität zeigen. So kann sich z. B. im Rahmen einer Psychotherapie einer depressiven Störung eine krisenhafte Verschlechterung zeigen, die mit einmal zu verstärkten suizidalen Gedanken beim Kind oder Jugendlichen führt. Oder ein psychotherapeutisch behandelter depressiver Patient wird zusätzlich pharmakologisch antidepressiv behandelt und erlebt plötzlich zu Beginn der Behandlung ein Auftreten von drängenden suizidalen Gedanken. Dies gilt es, zu berücksichtigen, indem das Kind oder der Jugendliche gezielt angesprochen wird. Wie dargelegt, ist hier das aktive Ansprechen einer möglicherweise bestehenden Suizidalität durch den Psychotherapeuten bzw. Arzt von großer Bedeutung.

Natürlich stellen sich auch Kinder und Jugendliche mit ihren Bezugspersonen ambulant bei Psychotherapeuten und Ärzten mit der konkreten Frage einer bestehenden Suizidalität vor. Dies kann in einem ambulanten Regeltermin, aber auch in einem ambulanten Krisentermin erfolgen. In klinische Ambulanzen kommen häufig Patienten mit ihren Eltern, bei denen es zu einem akuten Auftreten von suizidalen Gedanken oder Handlungen gekommen und somit eine notfallmäßige Abklärung indiziert ist.

Des Weiteren gibt es Patienten, bei denen im Verlauf der Behandlung wiederholt Suizidalität abgeklärt werden muss, da sie z. B. im Vorfeld schon einmal einen Suizidversuch durchgeführt haben. Besonders problematisch sind Patienten, die angeben, eigentlich immer unter suizidalen Gedanken zu leiden, und nun festgestellt werden muss, ob sich dieser Patient aktuell ausreichend von möglichen suizidalen Handlungen distanzieren kann. Hierbei handelt es sich nicht selten um Patienten mit einer emotional-instabilen Persönlichkeitsproblematik vom Borderline-Typus. Die Angabe von suizidalen Gedanken und Handlungen durch den Patienten kann in diesen Fällen beispielsweise auch das Ziel haben, die Beziehung zum Therapeuten zu prüfen.

2.1.2 Diagnostisches Vorgehen im Rahmen einer (Notfall-)Vorstellung wegen Suizidalität

Getrennte Exploration von Kind und Sorgeberechtigten ist sinnvoll

Bei der Abklärung einer akut bestehenden Suizidalität ist die getrennte Exploration von Patienten und Bezugspersonen von großer Bedeutung. Auf der Basis der Literatur (Bronisch, 1995; Hulten et al., 2001; Rudd et al., 2006a; Wintersteen et al., 2007) und der klinischen Erfahrung gilt es, bestimmte Faktoren sofort zu überprüfen, um z. B. in der Notfallvorstellung eine Entscheidung darüber zu treffen, ob der vorgestellte Patient stationär behandelt werden muss oder ob eine Entlassung mit einem ambulanten Behandlungsangebot möglich ist.

L2 Leitlinie 2: Diagnostisches Vorgehen im Rahmen einer (Notfall-)Vorstellung wegen Suizidalität

- Schon im Erstkontakt bedarf es einer ersten Einschätzung, wie stark gefährdet das Kind oder der Jugendliche ist.
- Dies erfordert aufgrund der situativen Variabilität der Suizidalität eine Einbeziehung möglichst des gesamten sozialen Umfeldes des Kindes oder Jugendlichen.
- Grundsätzlich ist eine Befragung der Bezugspersonen und der betroffenen Kinder und Jugendlichen indiziert.
- Zusätzliche Befragung von Lehren bzw. Erziehern ist häufig nötig und sinnvoll.
- Wenn möglich, sollten Informationen von etwaigen Vorbehandlern (z. B. Psychotherapeuten oder Ärzte) eingeholt werden.
- Bei bestehender Suizidalität sollten Faktoren wie Distanzierungsfähigkeit, Suizidgedanken und Vorhandensein eines konkreten Suizidplans erfragt werden.

Folgende Faktoren sprechen in der Erst-/Krisenexploration bei einem Patienten, der wegen Suizidalität vorgestellt wird, für eine sofortige Einschätzung, ob eine stationäre Aufnahme auf einer geschützten Station notwendig ist:

- Die Mitteilung, sterben zu wollen, und keine glaubhafte Distanzierung von diesem Vorsatz.
- Bestehende und sich aufdrängende Suizidgedanken, Vorliegen eines konkreten Suizidplans.
- Erlebte ausgeprägte Verzweiflung, Hoffnungs- und Ratlosigkeit.
- Massive Niedergeschlagenheit und eine depressive Symptomatik.
- Ausgeprägte Gereiztheit, Aggression, Anspannung und Agitiertheit.
- Erleben eines stark belastenden Konfliktes ohne Lösungsansatz.
- Aktueller Drogen- und/oder Alkoholkonsum.
- Massive Schlafstörung mit Schlafmangel.

Die Abklärung akuter Suizidalität ist eine klinische Diagnose basierend auf einem breiten Faktenwissen über relevante Faktoren. Der Leitfaden der amerikanischen Gesundheitsbehörden für die Exploration und Risikoabschätzung eines möglichen Suizidversuchs ist hierfür eine gute Orientierung. Er beruht auf einem weitgehend standardisierten fünfstufigen Vorgehen (Suicide Assement Five-Step Evaluation and Triage, SAFE-T; Fowler, 2012, vgl. auch Kapitel 2.1.7). Allerdings bezieht er sich in erster Linie auf Erwachsene und in Teilbereichen auch nur auf spezifische amerikanische Gegebenheiten.

Die Inhalte des Leitfadens beziehen sich auf die Verhaltensbeobachtung, auf das Gesamtverhalten und die Kooperationsfähigkeit im Rahmen der Exploration des Patienten und der Sorgeberechtigten. Diese ersten Beobachtungen gehen in den psychopathologischen Befund ein. Dabei ist es zum Zeitpunkt der ersten Exploration wichtig, auch nach stabilisierenden Faktoren zu schauen: Was sind Stärken und Kompetenzen des Kindes oder Jugendlichen? Welche besonderen Hobbys, sportlichen Interessen hat das Kind oder der Jugendliche? Über welche positiven Eigenschaften und sozialen Kompetenzen verfügt das Kind bzw. der Jugendliche?

Dabei gilt es, bereits in der ersten Exploration eine klinische Einschätzung der akuten Suizidalität beim Kind oder Jugendlichen zu treffen. Diese klinische Einschätzung bezieht sich in erster Linie auf das Vorhandensein einer akuten Suizidalität. Sollte der Arzt oder Therapeut zur Einschätzung kommen, dass eine akute Suizidalität nicht auszuschließen ist, bedingt dies die sofortige Aufnahme auf einer geschützten kinder- und jugendpsychiatrischen Station. Diese vom behandelnden Therapeuten oder Arzt zu treffende Einschätzung basiert auf dem psychischen Befund des Kindes bzw. Jugendlichen sowie einer ganzen Reihe von eigen- und familienanamnestischen Informationen, Angaben zum sozialen Umfeld und zu möglichen Konfliktsituationen.

Eine zeitnahe Dokumentation ist bei Abklärung von akuter Suizidalität von großer Bedeutung

Die entscheidende Frage in der Erstexploration ist die nach einer glaubhaften und klaren Distanzierung von akuter Suizidalität. Sollte das dem Kind oder dem Jugendlichen nicht möglich sein, müsste schon aus forensischen Gründen eine Aufnahme auf eine geschützte (geschlossene) kinder- und jugendpsychiatrische Station erfolgen. Diese Erstexploration sollte vom Therapeuten oder Arzt exakt und genau dokumentiert werden.

2.1.3 Exploration des Patienten und seiner Bezugspersonen zur aktuellen Suizidalität

L3 **Leitlinie 3: Exploration des Patienten und seiner Bezugspersonen zur aktuellen Suizidalität**

Ablauf der Exploration:

- Getrennte Explorationen von Patient und Sorgeberechtigten bzw. Bezugspersonen sind sinnvoll.
- Empfehlenswert ist aber auch, den Bezugspersonen und dem Patienten ein gemeinsames Gespräch anzubieten.
- Wenn möglich, sollten alle Elternteile befragt und in die Informationserhebung einbezogen werden.
- Es sollte eine wertschätzende, respektvolle und zugewandte therapeutische Haltung eingenommen werden.

Inhalt der Exploration:

- Es ist wichtig, mögliche suizidale Gedanken konkret anzusprechen. Dabei gilt es, die häufig vorhandene Ambivalenz des betroffenen Kindes oder Jugendlichen zu berücksichtigen.
- Gab es bereits einen Suizidversuch, gilt es, die Umstände, möglichen Gründe und den Ablauf genau zu explorieren.
- Es ist hilfreich, gerade im Hinblick auf ein Krisenmanagement, mögliche stabilisierende Faktoren beim Kind oder Jugendlichen zu erfragen.
- Der Einsatz ergänzender strukturierter Instrumente (z. B. Interviews, Checklisten) wird empfohlen.
- In der Exploration sollten mögliche aufrechterhaltende und auslösende Bedingungen beachtet werden.

Ergänzend können in der Diagnostik der Suizidalität auch standardisierte Instrumente eingesetzt werden (vgl. hierzu auch Kapitel 3.1). Da für Kinder und Jugendliche unter 14 Jahren kaum spezifische und auch validierte Instrumente vorliegen, werden in der klinischen Praxis im deutschsprachigen Raum bisher eher selten Instrumente eingesetzt.

Eine ausführliche und umfassende Darstellung diagnostischer Instrumente zur Erfassung von Suizidalität findet sich bei Forkmann und Mitarbeitern (2016). Diese weisen darauf hin, dass der Einsatz solcher Instrumente gerade in der klinischen Praxis durchaus Vorteile hat. Aktuell liegen bisher wenige Verfahren und Interviews im deutschsprachigen Raum vor, die suizidales Verhalten mit einer befriedigenden Spezifität und Sensitivität erfassen. Hilfreiche psychodiagnostische Verfahren, die zum Einsatz kommen könnten, sind z. B. (vgl. auch Kapitel 3.1):

- Depressive Symptomatology Index-Suicidality Subscale (DSI-SS; Joiner et al., 2002; Ring et al., 2014; deutsche Fassung von von Glischinski et al., 2016).

- Beck Scale for Suicidal Ideation (BSSI; Beck et al., 1979, 1988; deutsche Fassung herausgegeben von Kliem und Brähler, Beck & Steer, 2016).
- Suicide Behaviours Questionnaire-Revised (SBQ-R; Osman et al., 2001)
- Self-Injurious Thoughts and Behaviors Interview (STIBI; Nock et al., 2007; Fischer et al., 2014)
- Beck Scale for Suicidal Ideation (BSSI-F; Beck et al., 1979, 1988)
- Columbia-Suicide Severity Rating Scale (C-SSRS; Posner et al., 2011)

In der Literatur findet sich eine ganze Reihe von Faktoren, die im Zusammenhang mit der Risikoeinschätzung bei suizidalen Gedanken und suizidalen Handlungen bedeutsam ist. Da es bisher kein Verfahren gibt, mit dem metrisch die Wahrscheinlichkeit für einen Suizid ermittelt werden kann, haben verschiedene Autoren Faktoren beschrieben, die für ein geringes bzw. unwahrscheinliches Risiko oder für ein großes bzw. wahrscheinliches Risiko für einen Suizidversuch sprechen (Hulten et al., 2001; Nock et al., 2008; Kutcher et al., 2017; Borowsky et al., 2013; King et al., 2013; Carli et al., 2014; Holt et al., 2015). Diese lassen sich unterteilen in Risikofaktoren, die in der Vorgeschichte des Patienten liegen, sowie in Risikofaktoren, die im Zusammenhang mit der familiären und sozialen Situation des Betroffenen zu sehen sind.

Erfolgt nach einem Suizidversuch die Vorstellung beim Therapeuten oder Arzt, ist es von großer Bedeutung, dass dieser die genauen Umständen des Suizidversuchs abklärt, um das Suizidrisiko einschätzen zu können. Folgende Umstände erhöhen das Risiko für einen erneuten Suizidversuch:

- Der letzte Suizidversuch liegt innerhalb der letzten 3 Monate.
- Es wurde eine Methode mit hoher Letalität angewandt.
- Der Suizidversuch wurde alleine durchgeführt.
- Weder Eltern noch Freunde wurden vorher oder nach dem Suizidversuch informiert.
- Ort und Zeit wurden so gewählt, dass eine vorzeitige Entdeckung unwahrscheinlich ist.
- Es wurden Vorsorgemaßnahmen gegenüber einer vorzeitigen Entdeckung getroffen.
- Es wurde ein Abschiedsbrief verfasst.
- Es wurde eine Art Testament niedergelegt, z. B. welche Personen persönliche Gegenstände oder Wertsachen erhalten sollen.
- Bedauern darüber, dass der Suizidversuch gescheitert ist.

Vermutete Suizidalität sollte immer angesprochen werden

Wie dargelegt, ist das offene und direkte Ansprechen der möglichen Suizidalität wichtig. Dabei gilt es insbesondere, die Bereiche der suizidalen Gedanken, der suizidalen Absicht, einen möglichen Suizidplan und, wenn schon vorhanden, abgelaufene Suizidversuche detailliert zu erfragen.

Dabei sollte eine *Gesprächshaltung* eingenommen werden, die wie folgt beschrieben werden kann:

- Respektvoll,
- empathisch, zugewandt,
- wertschätzend,
- schwierige Themen werden offen angesprochen, aber nicht bewertend oder abwertend,
- bereit zur Anteilnahme, aber auch zur situationsadäquaten Grenzsetzung.

Klärung der Ambivalenz

Bereits im ersten diagnostischen Gespräch sollte die fast immer vorhandene Ambivalenz des Kindes oder Jugendlichen angesprochen werden. Die meisten Kinder und Jugendlichen schwanken zwischen der Suche nach Hilfe und der Abwehr von Hilfe. Gleichzeitig gilt es, die Beziehungsverantwortung des Patienten zu stärken im Sinne einer Verdeutlichung der wichtigen Bedeutung des suizidalen Menschen für seine Angehörigen. Falls es im Vorfeld Lösungsversuche des Patienten gegeben hat, sollten diese aufgriffen und gewürdigt werden. Für den Betroffenen ist es wichtig, dass der Untersucher Verständnis für den Gedanken oder Impuls zeigt, als unerträglich Empfundenes durch Suizid zu unterbrechen, ohne den Suizid als solchen gutzuheißen.

Inhaltlich sollen in der Exploration Fragen zu möglichen Suizidgedanken, der suizidalen Absicht und, wenn vorhanden, zu einem Suizidplan gestellt werden. Hat es einen Suizidversuch gegeben, müssen die Umstände, möglichen Gründe und der Ablauf genau exploriert werden (vgl. hierzu auch die Explorationsleitfäden im Kapitel 4).

In der klinischen Praxis kommt es gerade im Bereitschafts- und Notfalldienst oft zu der Situation, dass der Verdacht im Raum steht, das Kind oder der Jugendliche sei suizidal, wenn z. B. Andeutungen mit suizidalem Inhalt im Internet, bei „WhatsApp“ oder schriftlich gemacht wurden. Wenn Patienten in der Exploration wenig auskunftsbereit sind oder schweigen, wird die diagnostische Einschätzung sehr schwierig. In diesen Fällen empfiehlt es sich, behutsam zu versuchen, mit offen gestellten Fragen ins Gespräch zu kommen. Hilfreich ist es, den mimischen Ausdruck des Patienten anzusprechen, besonders wenn dieser verzweifelt und/oder ratlos wirkt. Hat man als diagnostisch tätiger Arzt schon die Möglichkeit gehabt, mit den Eltern zu sprechen, kann man dies auch für die Gesprächseröffnung nutzen (z. B.: „Deine Eltern haben mir erzählt, dass du sehr unter dem Ärger mit anderen in deiner Klasse leidest. Habe ich das richtig verstanden?“). Es gilt im Weiteren jedoch im Rahmen der Risikoeinschätzung von Suizidalität die Maxime: „Der fortgesetzt schweigende Patient ist nicht einschätzbar und gilt bei entsprechender Vorgeschichte bis zum Beweis des Gegenteils als suizidal“. Dies hat dann die stationäre Aufnahme des Kindes oder Jugendlichen auf einer besonders geschützten Station zur Folge.

Protektive Faktoren beim Kind bzw. Jugendlichen

Ein wesentlicher Punkt für die Risikoabschätzung ist die Frage nach protektiven Faktoren. Diese protektiven Faktoren haben vielleicht bewirkt, dass der Jugendliche bisher trotz starker Suizidgedanken noch keinen Suizidversuch begangen hat. In der Exploration ist es deshalb von großer Bedeutung, zu klären, welche möglichen Gründe es für ein Weiterleben gibt. Protektiven Faktoren des Kindes oder Jugendlichen können im Kind oder Jugendlichen selbst, aber auch in seinem Umfeld liegen. Bisher liegen relativ wenig empirisch abgesicherte Untersuchungen zu protektiven Faktoren vor. In der Literatur und von Klinikern werden folgende Faktoren benannt (Thompson et al., 2001; Chehil & Kutcher, 2013; King et al., 2013):

- Soziale Fertigkeiten und soziale Kompetenz,
- gute Problemlösefertigkeiten,
- Fähigkeiten, mit Misserfolgen und Kränkungen umzugehen,
- positive Grund- und Lebenseinstellung,
- vorhandene kognitive Fertigkeiten,
- schulische Ziele und Erfolge,
- soziale Interessen und Hobbys,
- positive Bindung an das familiäre Umfeld,
- körperliche und psychische Gesundheit.

Es finden sich immer wieder Patienten, die sich nicht klar von Suizidalität distanzieren, bei denen der Untersucher jedoch Wiedersprüche in der Schilderung der Symptomatik bemerkt. So berichtet der Jugendliche z. B. über starke quälende Suizidgedanken und eine sich aufdrängende Suizidabsicht, ist dabei jedoch affektiv völlig entspannt und schwingungsfähig. Oder es stellt sich im Bereitschaftsdienst einer Klinik eine Jugendliche vor und wünscht, aufgenommen zu werden, da sie starke suizidale Gedanken habe und wenn sie nicht aufgenommen werde, für nichts garantieren könne. Im Laufe der Untersuchung stellt sich dann heraus, dass bereits der Freund der Jugendlichen Patient auf der besonders geschützten Station ist und sie durch die Trennung belastet ist und zu ihrem Freund möchte. Hier stellt sich natürlich die Frage nach auslösenden und aufrechterhaltenen Bedingungen der angegebenen Suizidalität.

Funktionalität bei Suizidalität

Aufrechterhaltende Bedingungen sind gegeben, wenn die Angabe und Ausführung von suizidalen Gedanken und Handlungen im individuellen Lebenskontext des Patienten einen Sinn haben und damit eine Funktion erfüllen. Die Angabe von Suizidalität dient hier als eine Entlastung oder als ein Schutz vor ungelösten Problemen und Konflikten. Beim Kind oder Jugendlichen spielen im Sinne der Funktionalität „intrapsychische" und „interpersonelle" Faktoren eine Rolle. Tabelle 4 gibt hierzu einen Überblick.

Tabelle 4: Intrapsychische- und interpersonelle Probleme bei Suizidalität

Intrapsychische Faktoren	Interpersonelle Faktoren
• Bewältigung unangenehmer Gefühle (Depression, innere Leere, Langeweile) • Unlösbar erscheinender intrapsychischer Konflikt • Ausgeprägte Persönlichkeitszüge, z. B. eine Emotionsregulationsstörung • Entlastung von Anforderungen und Entwicklungsaufgaben (schulische Überforderung, Ablösung vom Elternhaus)	• Lösung von partnerschaftlichen Beziehungsproblemen (z. B. Zurücknehmen einer Beziehungsbeendigung) • Vermeidung von Konflikten mit Bezugspersonen • Abreagieren von Aggressionen, ohne negative Konsequenzen • Vermehrte Sorge und Zuwendung von wichtigen Personen • Erleben und Ausüben von Macht und Dominanz gegenüber anderen, insbesondere gegenüber Familienmitgliedern

Hilfreiche Materialien:

- Verfahren zum Screening und zur Diagnostik werden in Kapitel 3.1 vorgestellt.
- Ein *Leitfaden für die Gesprächsführung mit suizidalen Jugendlichen* findet sich in M01 (vgl. S. 128 in Kapitel 4).
- Der *Explorationsleitfaden zu Suizidgedanken, zur suizidalen Absicht und Intention, zum Suizidplan und Suizidversuch* findet sich in M02 (vgl. S. 129 in Kapitel 4).

2.1.4 Exploration des Patienten und seiner Bezugspersonen zur aktuellen Lebenssituation und Ermittlung von spezifischen Risikofaktoren in der Vorgeschichte und der familiären/sozialen Situation

Für die diagnostische Einschätzung von Suizidalität sind die näheren aktuellen Lebensumstände von großer Wichtigkeit, da diese gerade im Hinblick auf eine Risikoabschätzung für einen Suizid von Bedeutung sind.

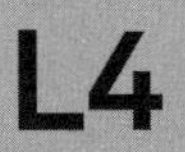

Leitlinie 4: Exploration des Patienten und seiner Bezugspersonen zur aktuellen Lebenssituation und Ermittlung von spezifischen Risikofaktoren in der Vorgeschichte und der familiären/sozialen Situation

Ablauf der Exploration:

- Bei der Exploration des familiären/sozialen Umfeldes ist es häufig nötig, weitere Familienmitglieder, Lehrer und Erzieher mit zu befragen. Dies gilt insbesondere dann, wenn es z. B. im schulischen Setting zu Mobbing gekommen ist.

Inhalt der Exploration:

- Ziel ist die Ermittlung störungsspezifischer Risikofaktoren beim betroffenen Kind oder Jugendlichen, in der aktuellen Lebenssituation und in der Vorgeschichte. Dies sollte z. B. Fragen zu traumatischen Erlebnissen, zum Verlust wichtiger Bezugspersonen und zur Beendigung einer Freundschafts- oder Liebesbeziehung beinhalten.
- Im familiären/sozialen Umfeld gilt es, zu erfragen, ob es in der weiteren Familienanamnese Suizide oder Suizidversuche gab; des Weiteren, ob Gewalt oder Drogenmissbrauch in der Familie vorkommt und ob es massive Konflikte unter den Familienangehörigen gibt.
- Bedeutung kommt auch der Ermittlung von stabilisierenden Faktoren im familiären Umfeld zu.

Klärung einer möglichen familiären Konfliktlage

Aus der klinischen Praxis und der Literatur (Hulten et al., 2001; Nock et al., 2008; Chehil & Kutcher, 2013; Borowsky et al., 2013; King et al., 2013; Carli et al., 2014; Holt et al., 2015) wissen wir, dass gerade die familiären Verhältnisse von besonderer Wichtigkeit sind. In der Exploration mit den Sorgeberechtigten bzw. Bezugspersonen stehen daher mögliche familiäre Problemlagen, wie z. B. Eheprobleme oder eine Geschwisterproblematik, im Vordergrund. Darüber hinaus ist zu klären, ob eine mögliche Trennung der Eltern im Raum steht oder ob es in der Familie aktuell schwere finanzielle Belastungen gibt; des Weiteren, ob bei Familienmitgliedern psychische Störungen oder andere körperliche Krankheiten vorliegen. Wenn ja, gilt es, genau zu explorieren, ob z. B. bei einem Elternteil selbst eine psychische Störung vorliegt, wie diese behandelt wird und wie die Auswirkungen auf das Familienleben sind. Bei körperlichen Erkrankungen gilt es, nach der Schwere der Krankheit zu fragen und ob mit gravierenden Verschlechterungen in naher Zukunft zu rechnen ist. Des Weiteren sollte erfragt werden, ob eine wichtige Bezugsperson (z. B. Oma, Opa) des Kindes oder Jugendlichen in letzter Zeit erkrankt oder verstorben ist. Abschließend sollte im Gespräche mit den Bezugspersonen geklärt werden, inwieweit die Familie belastet ist und wie die Familie als Ganzes sozial integriert ist.

Darüber hinaus gilt es, mit den Eltern eine ausführliche Eigen- und Familienanamnese zu erheben. Bezüglich des Kindes oder Jugendlichen muss geklärt werden, ob es in der Vorgeschichte schon suizidale Handlungen oder Suizidversuche gab oder ob das Kind oder der Jugendliche den Verlust einer wichtigen Bezugsperson hinnehmen musste. Weiter sollte erfragt werden, ob es beim Kind oder Jugendlichen zur Auflösung einer Liebes- oder Freundschaftsbeziehung in der nahen Vergangenheit gekommen ist, ob das Kind insgesamt sozial isoliert ist und ob im sozialen Umfeld Hänseleien oder auch Mobbing eine Rolle spielen.

Die genaue Exploration im Hinblick auf vorhandene psychische Störungen sowie Entwicklungsrückstände ist wichtig. Auch ist nach möglichem Drogenkonsum und nach delinquenten Verhaltensweisen zu fragen. Weiter sollten die Eltern befragt werden, ob es beim Kind oder Jugendlichen zu Disziplinschwierigkeiten und Störungen des Sozialverhaltens gekommen ist und ob eine längere Schulvermeidung oder -verweigerung vorliegt.

Natürlich spielt das familiäre und soziale Umfeld des Jugendlichen als ein möglicher protektiver Faktor eine nicht unerhebliche Rolle. Allerdings handelt es sich hier überwiegend um unspezifische Faktoren, die für viele psychische Störungen in gleicher Weise gelten. Protektive Faktoren sind:

- Ein stabiles familiäres Zugehörigkeitsgefühl,
- eine gut sozial integrierte Familie,
- regelmäßiger und erfolgreicher Schulbesuch,
- Integration in außerschulische Gruppen wie Vereine etc.,
- Zugehörigkeit in eine religiöse Gemeinde mit positiver Bindung,
- enge, vertrauensvolle Bezugspersonen außer den Eltern,
- erlebte Wertschätzung.

2.1.5 Exploration und Untersuchung des Patienten und seiner Bezugspersonen zu komorbiden Störungen und differenzialdiagnostische Abklärung

Im Zusammenhang mit Suizidalität findet sich eine Reihe komorbider Störungen. Im Rahmen einer Vorstellung wegen Suizidalität ist eine spezifische Exploration komorbider psychischer Störungen damit notwendig.

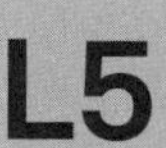

Leitlinie 5: Exploration und Untersuchung des Patienten und seiner Bezugspersonen zu komorbiden Störungen und differenzialdiagnostische Abklärung

Inhalte der Exploration des Patienten und Sorgeberechtigen bzw. Bezugspersonen:

- Wenn es Hinweise auf weitere psychische Störungen beim Kind oder Jugendlichen gibt, sollte eine erweiterte Diagnostik erfolgen.
- Eine vollständige Erfassung aller psychischen Störungen bzgl. Verlauf und Dauer sowie die bestehende Beeinträchtigung im Alltag des Kindes oder Jugendlichen ist erforderlich.
- Besonders wichtig, aber auch oft schwierig, ist die differenzialdiagnostische Unterscheidung zum nicht suizidalen selbstverletzenden Verhalten (NSSV).

Ergeben sich bei der Exploration im Rahmen einer Notfallvorstellung Hinweise auf psychische Störungen, sind ambulante Wiedervorstellungstermine oder auch eine teil-/vollstationäre Diagnostik indiziert. Zur genaueren Erfassung der Komorbidität können auch standardisierte klinische Ratings und Interviews zum Einsatz kommen (z. B. Kinder-DIPS; Schneider et al., 2017). In erster Linie gilt es, eine mögliche depressive Diagnostik zu erfassen. Besteht zusätzlich zur Suizidalität ein nicht suizidales selbstverletzendes Verhalten, sind oft Verfahren zur Persönlichkeitsdiagnostik indiziert.

In der Leitlinie „Suizidalität im Kindes- und Jugendalter" der AWMF (DGKJP et al., 2016) wird zur Frage der Diagnostik im Hinblick auf die Erfassung weiterer psychischer Störungen als sehr starker Konsens aller an der Leitlinie Beteiligender zusammenfassend aufgelistet:

- Bei Vorliegen von Suizidalität muss ein psychopathologischer Befund vollständig erhoben werden.
- Bei Verdacht auf Vorliegen von Suizidalität sollte eine körperlich-neurologische Untersuchung inkl. Hautinspektion erfolgen.
- Bei Verdacht auf Vorliegen psychischer Störungen soll eine erweiterte Diagnostik erfolgen.

Differenzialdiagnostisch ist die Abgrenzung zwischen suizidalen Handlungen und selbstverletzendem Verhalten besonders wichtig, aber auch oft schwierig. Wichtig ist dabei, zu differenzieren, ob eine Handlung als suizidal oder nicht suizidal gewertet werden muss. Liegt eine suizidale Handlung vor oder handelt es sich um nicht suizidales selbstverletzendes Verhalten (NSSV). Der zentrale diagnostische Unterschied ist, ob man mit der durchgeführten Handlung, sein Leben beenden möchte. Unterschiede finden sich auch in der Häufigkeit der Handlung. Beim NSSV liegt meist eine deutlich höhere Frequenz an selbstschädigenden Handlungen vor. Auch werden bei NSSV häufig verschiedene Methoden angewandt und die Letalität der einzelnen Handlungen ist insgesamt deutlich geringer. Entscheidend ist somit die Intention. Dabei gibt es jedoch zwischen beiden Störungsbildern deutliche Überschneidungen, so kann ein und derselbe Patient NSSV, aber auch klar suizidale Handlungen zeigen. Wiederum andere Patienten zeigen ein so gravierendes NSSV, dass sie zumindest bei manchen selbstschädigenden Handlungen (z. B. Schlucken von gefährlichen/scharfen Gegenständen) den Tod zumindest billigend in Kauf nehmen.

Hilfreiche Materialien:

- *Diagnostik-System für psychische Störungen nach ICD-10 und DSM-5 für Kinder und Jugendliche* (DISYPS-III; Döpfner & Görtz-Dorten, 2017).
- *Diagnostisches Interview bei psychischen Störungen im Kindes- und Jugendalter* (Kinder-DIPS Open Access; Schneider et al., 2017).
- *Interviewleitfäden zum Diagnostik-System für psychische Störungen nach ICD-10 und DSM-5 für Kinder und Jugendliche* (DISYPS-III-ILF; Görtz-Dorten & Döpfner, in Vorb.).
- „Selbstverletzendes Verhalten" (Leitfaden Kinder- und Jugendpsychotherapie; In-Albon et al., 2015).

2.1.6 Körperliche Untersuchung, Drogentest und bei vorliegenden Verletzungen Impfstatus

Eine umfassende körperliche Untersuchung ist notwendiger Bestandteil bei Vorstellung eines Kindes oder Jugendlichen mit akuter Suizidalität oder nach einem Suizidversuch. Wenn möglich, sollte die Untersuchung durch einen gleichgeschlechtlichen Arzt/Ärztin durchgeführt werden. Bei der körperlichen Untersuchung ist auf Spuren von aktuellen oder früheren Selbstverletzungen zu achten. Sollte die Vorstellung nach einem Suizidversuch erfolgen, gilt es, mögliche körperliche Verletzungen oder Einschränkungen durch den Suizidversuch zu prüfen. Die Abklärung eines möglichen Alkohol- oder Drogenkonsums ist notwendig. Zusätzlich zur Exploration ist es bei entsprechenden Hinweisen sinnvoll, den Atemalkohol zu bestimmen und einen Drogenschnelltest durchzuführen.

Durchführung eines Alkohol- und Drogentests

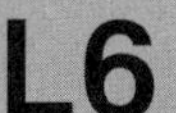

Leitlinie 6: Körperliche Untersuchung, Drogentest und bei vorliegenden Verletzungen Impfstatus

Ablauf der Untersuchung:

- Wenn möglich, sollte ein dem gleichen Geschlecht wie der Patient angehörende/r Ärztin/Arzt die Untersuchung durchführen.

Inhalt der Untersuchung:

- Körperliche Untersuchung unter besonderer Berücksichtigung von Verletzungen und möglichen Intoxikationen.
- Tetanus-Impfschutz.
- Abgabe Urin zum Drogentest unter Sichtkontrolle.

Sollte sich in der Anamnese oder in der Untersuchung herausstellen, dass das Kind oder der Jugendliche Medikamente in suizidaler Absicht eingenommen hat, bedarf es einer Vorstellung bei einem Pädiater oder Internisten, mit der Frage einer intensivmedizinischen Überwachung. Ist bekannt, welche Medikamente und in welcher Menge vom Kind oder Jugendlichen eingenommen worden sind, ist es sinnvoll, mit der Giftnotrufzentrale telefonischen Kontakt aufzunehmen, um sich über das weitere medizinische Prozedere aufklären und beraten zu lassen.

Liegt beim Patienten zusätzlich zur akuten Suizidalität im Vorfeld selbstverletzendes Verhalten vor, gilt es, die mitgeführten Kleidungsstücke auf potenziell gefährliche Gegenstände zu untersuchen, bevor der Patient z. B. auf eine Station aufgenommen wird. Bei hochgefährdeten Patienten ist es nötig, nach potenziell gefährdenden Gegenständen, z. B. Rasierklingen in den Schuhen, Strümpfen und BH, nachzuschauen.

Hat das Kind oder der Jugendliche einen Suizidversuch in Form von Schneiden durchgeführt, gilt es, mögliche Wunden genau zu inspizieren mit der Fragstellung, ob hier nahtpflichtige Verletzungen vorliegen. Um eine gute Wundadaption herzustellen, ist es wichtig, möglichst zeitnah nahtpflichtige Verletzungen chirurgisch versorgen zu lassen. In diesem Zusammenhang gilt es auch, den Impfstatus des Kindes oder Jugendlichen zu erfragen, gerade im Hinblick auf einen Tetanus-Impfschutz.

2.1.7 Psychopathologische Festlegung sowie Beurteilung der Suizidalität/des Suizidrisikos, Krisenmanagement und Therapieempfehlung

Bei der Vorstellung eines Kindes und Jugendlichen aufgrund von Suizidalität stellt sich im Rahmen der Risikoeinschätzung und des daraus folgenden Krisenmanagements sofort die Frage, ob der Patient in einer Klinik vorgestellt werden muss und wenn ja, ob er in der Klinik verbleiben muss. Von daher hat nicht nur das Kind und der Jugendliche, sondern haben auch die Sorgeberechtigten das dringende Bedürfnis, dass ihnen die Ergebnisse der Diagnostik zeitnah rückgemeldet werden.

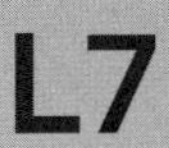

Leitlinie 7: Psychopathologische Festlegung sowie Beurteilung der Suizidalität/des Suizidrisikos, Krisenmanagement und Therapieempfehlung

- Zeitnahe Risikoeinschätzung der bestehenden suizidalen Gedanken, der Suizidabsicht oder möglicherweise durchgeführten suizidalen Handlungen des Patienten.
- Dabei sollte auch festgelegt werden, welches Therapiesetting (ambulant, stationär) empfohlen wird.
- Dem Patienten und den Bezugspersonen sollte ein Therapievorschlag unterbreitet werden.
- Dabei sollten in der Exploration die Einstellung und Motivation zum Krisenmanagement/Therapie geklärt werden.
- Es ist wichtig, die erhobenen Befunde, die Risikoeinschätzung und den Therapievorschlag zeitnah schriftlich zu dokumentieren.

Erste Risikoabschätzung

Wenn die räumlichen Bedingungen es in einer Klinik ermöglichen, sollte dieses Gespräch im Bereich der geschützten Station stattfinden, da es gerade in Krisensituationen zu emotionalen Überreaktionen des Patienten kommen kann, besonders dann, wenn er mit der Aufnahme auf einer geschützten Station nicht einverstanden ist. In den meisten Fällen ist es sinnvoll, zuerst mit den Sorgeberechtigten alleine über die diagnostische Einschätzung zu sprechen. Nach Erreichung eines Einvernehmens über die diagnostische Einschätzung und die empfohlenen Therapiemaßnahmen sollte ein Gespräch mit dem Kind oder Jugendlichen und den Bezugspersonen erfolgen. Auch hier ist es in den meisten Fällen sinnvoll, das Gespräch zuerst alleine mit dem Patienten zu führen und anschließend die Sorgeberechtigten hinzuzunehmen.

Getrennte Explorationen von Kind und Eltern sind zu empfehlen

Ist der Therapeut nach der Diagnostik zu der Einschätzung gelangt, dass ein hohes Risiko für einen Suizidversuch besteht, wird eine stationäre Behandlung dringlich empfohlen. Die Einstellung und die Motivation des Patienten zur empfohlenen stationären Behandlung können sehr unterschiedlich sein:

- Der Patient ist durch die Option, in der Klinik verbleiben zu können, entlastet und sichert zu, auf der geschützten Station absprachefähig zu sein. Er distanziert sich von akuter Suizidalität und bleibt freiwillig.
- Der Patient bleibt freiwillig, zeigt sich auf der geschützten Station aber nicht absprachefähig und nicht von akuter Suizidalität distanziert.

- Der Patient möchte nicht freiwillig bleiben. Er distanziert sich nicht von akuter Suizidalität oder die Distanzierung ist nicht glaubhaft. Dies erfordert somit die Genehmigung zur Unterbringung durch das Gericht.
- Der Patient möchte stationär aufgenommen werden, wirkt emotional nicht belastet, distanziert sich aber nicht von akuter Suizidalität.

Ambulante Behandlungen sind nur dann indiziert, wenn das Risiko für einen Suizidversuch als gering einzuschätzen ist. Hierbei ist Voraussetzung, dass der Patient sich eindeutig und glaubhaft von akuter Suizidalität distanzieren kann. Des Weiteren sollten für ein ambulantes Krisenmanagement ausreichende Ressourcen im familiären Umfeld bestehen. Der ambulante Vorstellungstermin sollte zeitnah erfolgen. Gibt es schon einen ambulanten Therapeuten, ist es sinnvoll, dass der Termin bei diesem stattfindet. Kann sich der Patient nicht eindeutig und glaubhaft distanzieren, ist zwingend die Aufnahme auf einer besonders geschützten Station indiziert. Insgesamt ist es im Hinblick auf die Kooperation und Mitarbeit natürlich besser, wenn der Patient sich freiwillig auf ein Krisenmanagement einlässt.

Zeitnaher ambulanter Termin ist wichtig

Die Abklärung des Risikos für einen Suizidversuch ist eine klinische Diagnose. Es gibt bisher keine diesbezüglichen standardisierten Verfahren, z. B. mit Fragebögen oder mit einem standardisierten Interview. Der Arzt bzw. Therapeut erfragt und bewertet viele Faktoren, um zu einer Einschätzung zu kommen. Da es nicht sinnvoll und möglich ist, jedes Kind oder Jugendlichen, der suizidale Gedanken angibt, geschützt in einer kinder- und jugendpsychiatrischen Klinik aufzunehmen, gilt es, Faktoren zu definieren, die für ein eher geringes oder größeres Suizidrisiko sprechen.

Die entscheidende Frage zu Beginn der Risikoabschätzung ist, ob sich das Kind oder der Jugendliche glaubhaft und nachvollziehbar von akuter Suizidalität distanzieren kann. Kann er dies nicht, erfolgt eine sofortige Aufnahme auf einer geschützten Station. Würde der Arzt oder Therapeut in seinem psychopathologischen Befund „Patient kann sich im Gespräch nicht von akuter Suizidalität distanzieren“ festlegen und ihn dann z. B. in die Obhut der Eltern übergeben, wäre dies auch aus forensischer Sicht höchst problematisch. Denn würde dieser Jugendliche sich direkt im Anschluss an die Vorstellung suizidieren und die Eltern würden gerichtlich überprüfen lassen, ob der Arzt richtig gehandelt hat, käme der Arzt mit dieser Dokumentation vor Gericht sicherlich in größte Erklärungsnot.

Dokumentation von entscheidender Bedeutung

Risikoeinschätzung erfordert umfangreiche Kenntnisse über aktuelle Situation und Vorgeschichte

Sehr viel schwieriger ist die Entscheidung dann, wenn der Jugendliche sich von akuter Suizidalität distanziert, dies jedoch wenig glaubhaft wirkt. Nun muss der Arzt bzw. Therapeut alle im Folgenden dargestellten Faktoren und Bedingungen erfragen und bewerten, um dann zu einer Risikoabschätzung zu kommen. Der Arzt oder Therapeut muss sich dabei bewusst sein, dass es keine absolute Sicherheit gibt. Auch bei noch so sorgfältiger Untersuchung kann es zu falsch getroffenen Entscheidungen kommen, ohne dass der Arzt bzw. Therapeut fehlerhaft gearbeitet hätte.

Abklärung des Suizidrisikos

In Tabelle 5 werden die Risikofaktoren, die sich auf die Suizidabsicht, bestehende suizidale Gedanken, einen möglichen Suizidplan und suizidale Handlungen beziehen, dargestellt und im Hinblick auf die Risikoabschätzung bewertet.

Tabelle 5: Abklärung des Suizidrisikos bzgl. Suizidabsicht, suizidaler Gedanken, Suizidplan und suizidaler Handlungen

Risikofaktor	Geringes Risiko	Großes Risiko
Suizidabsicht	Wunsch nach Ruhe und Hilfe, kein Handlungsdruck, ambivalent	Dringender Wunsch zu sterben, fest entschlossen
Suizidale Gedanken	Flüchtig, nicht konkret, kein Leidensdruck	Seit längerem vorhanden, quälend, wiederkehrend, mit konkretem Inhalt
Suizidplan	Noch kein konkreter Plan, nicht über mögliche Methode informiert	Konkret durchdacht, Methode gewählt, Vorbereitungen getroffen
Suizidale Handlungen	Bisher keine	Vorhanden, auch wiederholt, mit Planung, Methode mit hoher Letalität gewählt

Bei Kindern und Jugendlichen sind diagnostisch die aktuellen Lebensumstände von großer Wichtigkeit, da diese gerade im Hinblick auf eine Risikoabschätzung für einen Suizid von Bedeutung sind. Tabelle 6 führt die Faktoren auf, die bei der Exploration der aktuellen Lebensumstände wesentlich für die Risikoabschätzung sind.

Tabelle 6: Risikofaktoren in der aktuellen Lebenssituation

Risikofaktor	Geringes Risiko	Großes Risiko
Selbst-verletzendes Verhalten	Nicht vorhanden oder oberflächlich über einen kurzen Zeitraum	Schwer und tief, nahtpflichtig, repetitiv, über einen längeren Zeitraum
Verlust einer Liebes-Freundschafts-beziehung	Trennung selbst herbeigeführt oder im gegenseitigen Einverständnis	Beendigung einer Liebes- oder Freundschaftsbeziehung gegen den ausdrücklichen Willen, verbunden mit Kränkung und/oder Scham
Aktuelle Konflikte	Keine gravierenden und besonders belastenden Konflikte	Ungelöster belastender Konflikt mit Verzweiflung, ohne Lösungsansatz
Affektivität	Leicht eingeschränkte Stimmungslage, aber schwingungsfähig	Deutlich niedergeschlagen, traurig, rat- und hilflos, depressiv
Mobbing	Leichte Hänseleien, Freundschaften vorhanden	Ausgeprägter Außenseiter, wenig bis gar keine Freunde, starkes Hänseln bis hin zum Mobbing

Weitere Risikofaktoren können in der Vorgeschichte und der Persönlichkeit des Kindes oder Jugendlichen liegen. Erfasst werden müssen psychische Auffälligkeiten oder eine psychiatrische Erkrankung des Kindes oder Jugendlichen. Hinsichtlich seiner Persönlichkeit kommt beispielsweise dem Vorliegen einer ausgeprägten Impulsivität eine große Bedeutung zu. Das Gleiche gilt auch bzgl. möglicher Traumatisierungen des Kindes oder Jugendlichen und möglicher Suizidversuche in der Vorgeschichte. Tabelle 7 listet diese Risikofaktoren auf und bewertet diese.

Tabelle 7: Risikofaktoren, die in der Vorgeschichte liegen

Risikofaktor	Geringes Risiko	Großes Risiko
Psychische Auffälligkeiten	Keine gravierenden Auffälligkeiten vorhanden	Belastende Schlafstörungen, Drogen-/Alkoholmissbrauch, Schulabsentismus
Psychiatrische Erkrankungen	Keine psychiatrische Störung von Krankheitswert, in Behandlung oder Remission	Ausgeprägte Depression, Schizophrenie, emotional-instabile Persönlichkeitsstörung, bipolare Störung

Tabelle 7: Fortsetzung

Risikofaktor	Geringes Risiko	Großes Risiko
Traumatische Lebens- ereignisse	Keine schwerwiegenden und belastenden Traumata	Erlebter sexueller Missbrauch und/oder körperliche Über- griffe
Persönlich- keitsmerkmale	Ausgeglichen, Problem- lösefertigkeiten vorhan- den, kognitive Ressourcen	Impulsivität, Auto- und Fremd- aggression, Kränkbarkeit, kognitive Defizite
Suizidversuche in der Vorge- schichte	Keine Suizidversuche	Mehrere Suizidversuche

Weitere Risikofaktoren liegen in den allgemeinen Lebensumständen des Kindes oder Jugendlichen. Es bedarf deshalb einer ausführlichen Eigen- und Familienanamnese, die mit den Bezugspersonen bzw. den Eltern erhoben wird. Mögliche Risikofaktoren beziehen sich auf den Bereich des familiären und sozialen Umfeldes des Kindes oder Jugendlichen. Tabelle 8 listet die Risikofaktoren im familiären und sozialen Umfeld auf und bewertet sie.

Tabelle 8: Risikofaktoren im familiären und sozialen Umfeld

Risikofaktor	Geringes Risiko	Großes Risiko
Positive Familien- anamnese für Suizide und/ oder -versuche	Nicht vorhanden	Suizidversuche oder Suizide in der Familie
Gewalt in der Familie und/ oder Drogen- missbrauch	Keine Gewalt in der Familie, kein Drogen- missbrauch	Gewalt zwischen den Eltern, gegen die Kinder durch die Eltern, Drogenmissbrauch bei Eltern oder Geschwistern
Familiäre Konflikte	Kaum oder nur im geringen Maße, Lösungs- strategien vorhanden, externe Hilfesysteme aktiviert	Massive ungelöste Konflikte, destabilisierend, wenig bis keine Lösungsstrategien vorhanden, kaum Hilfen
Soziales Umfeld	Soziale Kompetenz vorhanden, viel soziale Unterstützung	Isolierte Familie, sozial destabilisierende Familien- verhältnisse, kein soziales Netz, weitgehend alleine

Hilfreiche Materialien:

Für die Erfassung der verschiedenen Risikofaktoren und die Abklärung des Suizidrisikos kann die *Checkliste zur Risikoeinschätzung für einen Suizidversuch* (vgl. M03 auf S. 131 im Kapitel 4) herangezogen werden.

Standardisierte Einschätzung der akuten Suizidalität nach SAFE-T

Standardisierte Einschätzung von Suizidalität

Von der amerikanischen Gesundheitsbehörde wurde zur akuten Einschätzung der Suizidalität (allerdings in erster Linie für Erwachsene) ein fünfstufiges Vorgehen vorgeschlagen (Suicide Assessment 5-Step Evaluation and Triage, SAFE-T[2]). Die fünf Punkte beinhalten folgende Faktoren:

- Punkt 1: Identifikation und Vorhandensein von Risikofaktoren.
- Punkt 2: Identifikation protektiver Faktoren.
- Punkt 3: Spezifische Exploration suizidaler Gedanken, eines Suizidplans sowie bisher bestehender suizidaler Verhaltensweisen.
- Punkt 4: Einschätzung eines spezifischen Risikolevels und daraus folgender Interventionen.
- Punkt 5: Dokumentation.

Im Folgenden werden zu den fünf Punkten Faktoren und Bedingungen aufgelistet, die durch den Untersucher exploriert werden müssen, um abschließend zu einer Einschätzung im Hinblick auf die Suizidgefährdung zu kommen:

- *Punkt 1: Identifikation und Vorhandensein von Risikofaktoren.* Folgende Faktoren und Bedingungen sind zu erheben:
  - Exploration der suizidalen Gedanken und Handlungen aktuell und in der Vorgeschichte.
  - *Aktuell vorliegende oder in der Vergangenheit bestehende psychiatrische Erkrankungen:* insbesondere affektive Störungen, psychotische Störungen, Alkohol-/Drogenmissbrauch, Aufmerksamkeitsdefizit-/Hyperaktivitätsstörung, posttraumatische Belastungsstörung, Persönlichkeitsstörungen, insbesondere aus dem Cluster B (z. B. emotional-instabile Persönlichkeitsstörung vom Borderline-Typus) und weitere Verhaltensauffälligkeiten und Störungen, die mit Aggressivität, Impulsivität und antisozialem Verhalten verbunden sind. Dabei erhöhen eine bestehende Komorbidität und ein akuter Beginn einer Erkrankung die Vulnerabilität.
  - *Weitere psychische Störungen und Auffälligkeiten:* Vorhandensein von Anhedonie, Impulsivität, Hoffnungslosigkeit, Angst/Panik, globaler Schlaflosigkeit, kommentierende Halluzinationen.

---

2 vgl. http://store.samhsa.gov/product/Suicide-Assement-Five-Step-Evaluation-and-Triage-SAFE-T-/SMA09-4432

  - *Familienanamnese:* Vorkommen von Suiziden und Suizidversuchen, des Weiteren psychiatrische Krankheiten und Auffälligkeiten, die zu einem Krankenhausaufenthalt geführt haben.
  - *Aktuelle Belastungssituationen sowie zwischenmenschliche Problematiken:* Lebensumstände, die zu einer Erniedrigung, zu besonderer Scham und Verzweiflung geführt haben (insbesondere Verlust einer Beziehung, finanzielle und körperliche Risikofaktoren), sowie eine bestehende körperliche Erkrankung (insbesondere Störungen aus dem zentralen Nervensystem, die mit starken Schmerzen verbunden sind). Darüber hinaus familiäre Schwierigkeiten und Konflikte sowie eine Vorgeschichte von körperlichem und/oder sexuellem Missbrauch in der Familie sowie eine bestehende soziale Isolation der Familie.
  - *Mögliche Wechsel in der Behandlung:* Insbesondere Entlassungen aus einer psychiatrischen Krankenhausbehandlung oder Wechsel des ambulanten Therapeuten.
  - *Schusswaffen:* Zugang zu Schusswaffen.
- *Punkt 2: Identifikation protektiver Faktoren.* Folgende Faktoren und Bedingungen sind zu erheben:
  - *Intern:* Fähigkeit, mit Stress umzugehen, eine bestehende Religiosität und eine gute Frustrationstoleranz.
  - *Extern:* Übernahme von Verantwortung für Kinder oder besondere Haustiere. Bestehende gute und positive therapeutische Beziehungen sowie soziale Unterstützung im Umfeld.
- *Punkt 3: Spezifische Exploration zu suizidalen Gedanken, suizidalen Handlungen, zum Vorliegen eines Suizidplans oder bestehenden Absichten.* Folgende Faktoren und Bedingungen sind zu erheben:
  - *Suizidale Gedanken:* Häufigkeit, Intensität, Dauer in den vergangenen 48 Stunden und im letzten Monat. Wann und in welchen Situationen waren die suizidalen Gedanken am stärksten?
  - *Suizidplan:* Möglicher Zeitpunkt, Ort, Letalität der präferierten Suizidmethode, Verfügbarkeit von Dingen, die für den Suizid benötigt werden (z.B. Tabletten).
  - *Verhalten:* Mögliche Versuche in der Vergangenheit, die abgebrochen oder missglückt sind, Üben bestimmter Handlungen (z.B. Knoten einer Schlinge), Vorhandensein von nicht suizidalen, selbstschädigenden Handlungen.
  - *Intention:* Wahrscheinlichkeit zur Durchführung des Suizidplans einschätzen.
  - *Ambivalenz:* Exploration möglicher Ambivalenzen im Sinne einer Gegenüberstellung von Gründen, um zu sterben, und Gründen, um weiterzuleben.
- *Punkt 4: Einschätzung des Risikolevels und daraus folgende Interventionen.* Basierend auf der klinischen Beurteilung erfolgt die Beurteilung des Risikolevels (vgl. Tabelle 9).

Tabelle 9: Einschätzung des Risikolevels nach den Vorgaben der amerikanischen Gesundheitsbehörde (Suicide Assessment 5-Step Evaluation and Triage, SAFE-T)

Risikolevel	Risikofaktoren/ Protektive Faktoren	Suizidalität	Mögliche Interventionen
Hoch	Psychiatrische Diagnosen mit ausgeprägten Symptomen und akut belastenden Lebensereignissen Keine protektiven Faktoren von Relevanz	Potenziell tödliche Suizidversuche oder persistierende Gedanken mit starker Suizidabsicht oder Suizidplanungen	Indiziert ist generell eine stationäre Aufnahme, es sei denn, signifikante Verhaltensänderungen führen zur Abnahme des Suizidrisikos; antisuizidale Vorsichtsmaßnahmen
Moderat	Multiple Risikofaktoren, wenig protektive Faktoren	Suizidgedanken mit Suizidplan, aber nicht mit konkreter Suizidabsicht oder suizidalem Verhalten	Stationäre Aufnahme möglich, abhängig von den Risikofaktoren; Erstellung eines Krisenplans; mit Gabe von Notfall-/Krisennummern
Niedrig	Modifizierbare Risikofaktoren, starke protektive Faktoren vorhanden	Suizidgedanken, kein Suizidplan, keine Suizidabsicht oder kein suizidales Verhalten	Ambulante Behandlung, Symptomreduktion; mit Gabe von Notfall-/Krisennummern

- *Punkt 5: Dokumentation.* Darlegung und Begründung des Risikolevels, Darlegung des Behandlungsplans, erste therapeutische Maßnahmen zur Reduzierung des Suizidrisikos (z. B. Medikamente, Psychotherapie, Kontakt zu wichtigen Bezugspersonen), Darlegung eines Plans zur Einbeziehung und mögliche Konfliktlösung mit Eltern bzw. Sorgeberechtigten.

Funktionalität bei Suizidalität

Eine problematische Patientengruppe sind jugendliche Patienten, die sich nicht von akuter Suizidalität distanzieren, aber kaum oder gar keine Kriterien für ein erhöhtes Risiko vorweisen. Den unterschiedlichen Motiven, die solche Patienten bei der Vorstellung in der Klinik angeben, ist gemeinsam, dass die betroffenen Personen hoffen, durch die Angabe der akuten Suizidalität stationär aufgenommen zu werden, um dadurch bestimmte Ziele zu erreichen oder auch Anforderungen zu vermeiden, z. B.:

- Der Patient möchte mit dem Partner bzw. der Partnerin zusammen sein, der bzw. die sich bereits auf der geschützten Station befindet.
- Konsequenzen für ein Fehlverhalten sollen vermieden werden.

- Der Patient hofft auf mehr emotionale Zuwendung und Aufmerksamkeit.
- Der Patienten möchte ein konkretes Ziel erreichen, z.B. die Finanzierung einer „Schönheitsoperation" durch die Eltern oder die Erlaubnis der Eltern für eine Partnerschaft erhalten.
- Der Patient hat positive Erfahrungen mit der Angabe einer Suizidabsicht gemacht, so haben sich z.B. ein Partner oder eine Partnerin nicht getrennt.

Funktionalität bei Suizidalität

Oft sind dies Patienten, die sich für den Fall der stationären Aufnahme dann sehr klar und glaubhaft von akuter Suizidalität distanzieren können und am nächsten Morgen auf die baldige oder gar sofortige Entlassung drängen.

Wenn Jugendliche nach der Krisenintervention (retrospektiv) gefragt werden, was denn ihr Grund für die akute Suizidalität war, sind die Angaben oft unterschiedlich. Der größte Teil beschreibt einen emotional massiv belasteten Zustand oder eine ausgeprägte Verzweiflung mit Aussagen, wie z.B.:
- „Ich wollte sterben."
- „Ich suchte Erleichterung in einem schrecklichen seelischen Zustand."
- „Ich wollte zeigen, wie verzweifelt ich mich fühlte."
- „Ich wollte mich selbst bestrafen."

Aber es werden auch andere Motive angegeben, wie z.B.:
- „Ich wollte herausfinden, ob jemand mich wirklich liebt."
- „Ich wollte Aufmerksamkeit bekommen."
- „Ich wollte jemandem Angst machen."
- „Ich wollte mich an jemandem rächen."

Diese jugendlichen Patienten wirken oftmals emotional wenig belastet oder angespannt. Trotzdem distanzieren sie sich nicht von akuter Suizidalität und erzwingen hierdurch die stationäre Aufnahme. Die Risikoabschätzung ist in diesen Fällen sehr schwierig, denn signalisiert man dem Patienten, dass man ihn nicht für akut suizidal hält, besteht die Gefahr, dass der Patient sich gezwungen fühlt, nun doch eine suizidal anmutende Handlung durchzuführen.

Dokumentation

Zeitnahe Dokumentation des Untersuchungsbefundes wichtig

Nach Abschluss der Diagnostik muss der Arzt bzw. Therapeut zu einer abschließenden Einschätzung der Suizidalität beim Kind oder Jugendlichen kommen und diese schriftlich niederlegen. Zu empfehlen ist, dies direkt nach der diagnostischen Einschätzung vorzunehmen. Ist dies nicht sofort möglich, sollte es zeitnah erfolgen. Die Dokumentation umfasst kurz die aktuelle Symptomatik, den psychischen Befund, die körperliche Untersuchung und die Einschätzung der Suizidalität. Das Ergebnis sollte auch kurz begründet werden verbunden mit weiteren Empfehlungen.

Dokumentationsbeispiel 1:

Die 15-jährige Patientin ist in der Untersuchung im Gesamtverhalten freundlich und kooperativ. Die Stimmung ist stabil und affektiv ist die Patientin ausreichend schwingungsfähig. Ausgeprägte Ängste oder Zwangsphänomene liegen nicht vor. Der formale Gedankengang ist altersentsprechend geordnet, inhaltlich einengt auf die Trennungssituation mit ihrem Freund. Inhaltliche Denkstörungen liegen jedoch nicht vor. Die Patientin ist glaubhaft und eindeutig von akuter Suizidalität distanziert.

Die Patientin wird sich in zwei Tagen erneut mit ihren Eltern in der Ambulanz vorstellen.

Dokumentationsbeispiel 2:

Der 16-jährige Patient ist in der Untersuchung im Gesamtverhalten angespannt, gereizt und phasenweise mutistisch. Die Stimmungslage ist niedergeschlagen und affektiv ist der Patient kaum schwingungsfähig. Angesprochen auf seine im Vorfeld getätigte Ankündigung, sich etwas anzutun, schweigt er. Auch die Mitteilung der Eltern, dass es im Vorfeld schon zu Selbstverletzungen bei ihm gekommen sei, kommentiert er nicht. Bestehende Ängste werden vom Patienten verneint. Der formale und inhaltliche Gedankengang ist geordnet. Dem Patienten gelingt es nicht, sich von bestehender Suizidalität zu distanzieren.

Der Patient wird auf die besonders geschützte (geschlossene) Station aufgenommen.

2.1.8 Verlaufskontrolle und Qualitätssicherung

Die Entwicklung der Suizidalität wird hinsichtlich bestimmter Faktoren überprüft. Im Hinblick auf die weitere Distanzierung von akuter Suizidalität ist es wesentlich, im weiteren Verlauf im diagnostischen, beratenden und therapeutischen Kontakt zu bleiben. Gerade die erste Zeit (sechs Monate nach einem Suizidversuch) nach der Entlassung aus einer Behandlung gilt als vulnerable Zeit. So zeigte sich bei Adoleszenten, die wegen einer suizidalen Handlung in Behandlung waren, bei 10 % sechs Monate nach der Entlassung eine erneute suizidale Handlung. Im Mittel fand sich in verschiedenen Studien ein Wiederholungsrisiko von 5 % bis 15 % (Goldston et al., 1999; Hawton et al., 2003).

L8 **Leitlinie 8: Verlaufskontrolle und Qualitätssicherung**

- Verlaufsuntersuchung der aktuellen Symptomatik im Hinblick auf Suizidalität
- Bilanzierung des Therapieprozesses
- Sensibilisierung für ein mögliches Rückfallrisiko
- Überprüfung, ob Empfehlungen zur ambulanten Betreuung umgesetzt wurden
- Rückfallprophylaxe

Nachsorgetermine sind besonders wichtig

Beim Nachsorgetermin sollte die aktuelle Symptomatik überprüft und der Therapieverlauf mit dem Patienten reflektiert werden. Bei der Bilanzierung des Therapieprozesses werden die positiven Entwicklungsaspekte und die durch die Behandlung neu gewonnenen Fertigkeiten hervorgehoben. Die Analyse, wie es in der Vergangenheit zu der krisenhaften Zuspitzung beim Patienten gekommen ist, dient der Sensibilisierung des Patienten für einen möglichen Rückfall, gleichzeitig aber auch dafür, mögliche Hilfen aufzuzeigen. Nicht wenige der Patienten, die unter suizidalen Gedanken und Handlungen gelitten haben, benötigen weitergehende Hilfen. Diese können im therapeutischen Bereich (z. B. ambulante Psychotherapie), aber auch im Jugendhilfebereich (z. B. sozial-therapeutische Familienhilfe) liegen. In einem Nachsorgetermin sollte auch überprüft werden, ob geplante Hilfen durch den Patienten bzw. die Familie in die Realität umgesetzt wurden.

2.2 Leitlinien zur Behandlung

Tabelle 10 bietet einen Überblick über die Leitlinien zur Behandlung und die verschiedenen Behandlungsmaßnahmen.

Tabelle 10: Leitlinien der Behandlung

L9	Kontaktaufnahme und Beziehungsgestaltung
L10	Klärung der rechtlichen Rahmenbedingungen und Voraussetzungen
L11	Behandlungsplanung/Hierarchie bzw. Abfolge der Interventionen
L12	Krisenintervention/Risikomanagement
L13	Stationäre (kurzfristige) Krisenintervention
L14	Mittel-/längerfristige stationäre Behandlung
L15	Rahmenbedingungen/Voraussetzungen für eine Behandlung im ambulanten Setting
L16	Ambulante Psychotherapie
L17	Medikamentöse Behandlung
L18	Nachbehandlung/Postvention

2.2.1 Kontaktaufnahme und Beziehungsgestaltung

In nahezu allen Veröffentlichungen zum Umgang mit akut suizidalen Patienten wird die Bedeutung einer guten „therapeutischen Beziehung" als unabdingbar sowohl für das Risiko- und Krisenmanagement als auch als Grundlage für alle weiteren Maßnahmen betont. Demgegenüber finden sich aber nur in wenigen Fällen (z. B. bei Teismann & Dorrmann, 2014) ausführlichere Angaben zur Gestaltung der therapeutischen Beziehung.

Im Gegensatz zur normalen psychotherapeutischen Beziehung gilt es, eine Reihe von Besonderheiten zu berücksichtigen, die sich daraus ergeben, dass es sich in diesem Fall der therapeutischen Beziehung meist um Erst-/Primärkontakte handelt, die darüber hinaus durch die konflikthafte Aufladung mit dem Todesthema gekennzeichnet sind. Diese Rahmenbedingungen bringen es mit sich, dass gar keine Zeit vorhanden ist, um eine – tragfähige, als Arbeitsbündnis zu verstehende – therapeutische Beziehung zu entwickeln. Allenfalls kann daher von der Anfangsphase einer therapeutischen Beziehung gesprochen werden.

Der besondere Druck, der auf diesem initialen Kontakt lastet, ergibt sich nicht nur aus den krisenhaften Bedingungen, die zum suizidalen Verhalten geführt haben, sondern Druck entsteht auch durch die in einem meist zeitlich knappen Zeitraum zu treffenden zukunftsbezogenen Entscheidungen, die weitreichende Konsequenzen haben können. Nicht zuletzt sind es die individuellen Besonderheiten des Patienten, die die Phase des Erstkontaktes maßgeblich prägen. Der adoleszente Entwicklungsstatus und die damit einhergehenden vielfältigen Besonderheiten (rechtlicher Status/Volljährigkeit, mangelnde emotionale und/oder kognitive Reife, Abhängigkeit der Lebensverhältnisse) spielen dabei eine Rolle.

L9 **Leitlinie 9: Kontaktaufnahme und Beziehungsgestaltung**

Schaffung günstiger Gesprächsvoraussetzungen:

- Zuwendung und Aufnahmebereitschaft *(Aktives Zuhören)*
- Einfühlungsvermögen *(Empathie)*
- Respekt vor der Person des anderen *(Akzeptanz)*

Umsetzung verhaltenstherapeutischer Gesprächsprinzipien:

- Transparenz
- Struktur
- Konkretisieren, Präzisieren und Spezifizieren
- Soziale Verstärkung und Lob
- Zusammenfassen und Rückmelden

Auch wenn die Gesprächssituation mit einem suizidalen Patienten sehr spezifisch ist und in vielem von den üblichen Kontaktsituationen im klinischen Bereich abweicht, kann es für den Gesprächsführenden dennoch sehr hilfreich sein, sich an den allgemeinen psychotherapeutischen Grundsätzen der Gesprächsführung in der Psychotherapie zu orientieren. Daher sollen im Folgenden in Anlehnung an Hoyer und Wittchen (2011) Gesprächsvoraussetzungen und -techniken dargestellt werden, die in der Kontaktsituation zu berücksichtigen sind und eingesetzt werden können.

Allgemeine Gesprächsvoraussetzungen

Von Beginn an geht es um Vertrauensbildung, das Gefühl „gut aufgehoben zu sein". Als besonders geeignete Verhaltensweisen zur Förderung einer guten therapeutischen Beziehung werden von Hoyer und Wittchen (2011) genannt:

- Zuwendung und Aufnahmebereitschaft (aktives Zuhören),
- Einfühlungsvermögen (Empathie) und
- Respekt vor der Person des anderen (Akzeptanz).

Aktives Zuhören. Aktives Zuhören ist erlernbar. Beispiele dafür können etwa sein: kurze Ermutigungen, Mitgehen und Einverständnis signalisieren, Stockungen im Gesprächsverlauf auffangen (z. B. Wiederholen der letzten Worte) und auch die Bitte um Konkretisierung oder die Nennung von Beispielen. Auch nonverbale Signale wie eine offene und natürliche Sitzhaltung, angemessener Blickkontakt, mimische Ausdrucksbewegungen sowie eine angepasste Körperdistanz zum Patienten fördern die Entwicklung der Selbstexploration und wirken vertrauensbildend.

Angesichts der mit dem Thema Suizidalität häufig verbundenen kritischen oder peinlichen Aspekte können die folgenden Gesprächstechniken, von Hoyer und Wittchen (2011) als „unterstützende Techniken" bezeichnet, Hilfen zur Verbalisierung sein:

1. Offene Fragen: „Was ist es, was dich bedrückt?"
2. Gefühle aufnehmen: „Was hat dich traurig gemacht?"
3. Pausen von mehr als drei Sekunden Länge zulassen, damit der Patient Zeit findet, sich zu sammeln.
4. Schwierige Themen von sich aus ansprechen.

Eine gemeinsame Kommunikationsebene finden

Empathie. Empathie bedeutet nicht nur, die spezifischen persönlichen Bedeutungen der sprachlichen Mitteilung und des Interaktionsverhaltens des Patienten zu verstehen, zu erfassen oder zu erschließen, sondern auch, dass der Therapeut zu erkennen gibt, dass er versucht, zu verstehen, was der Patient ihm mitteilen will und dass er Rückmeldung über das gibt, was er verstanden hat (Hoyer & Wittchen, 2011). Dem Patienten gegenüber kann man diese Haltung dadurch signalisieren, dass der Therapeut im Laufe des Gesprächs kurze Zusammenfassungen gibt und dabei die wahrgenommenen Emotionen berücksichtigt. Ein wesentlicher Aspekt von Empathie besteht darin, mit dem Patienten „eine gemeinsame Sprache zu finden" (Hoyer & Wittchen, 2011).

Eine zu abgehobene oder durch fachliche Begriffe geprägte Sprache des Therapeuten wird auf Patientenseite eher dazu führen, dass dieser sich nicht verstanden fühlt. Weitaus günstiger ist es demnach, sprachliche Wendungen und Begrifflichkeiten des Patienten direkt aufzunehmen und im weiteren Verlauf des Gesprächs an geeigneten Stellen zu benutzen. Letztendlich läuft das Bemühen um Empathie darauf hinaus, dass der Therapeut sich unbedingt in die persönlichen Denk- und Wertesysteme des Patienten hineinversetzt und diese dann bei der Planung und Begründung weiterer Maßnahmen und Interventionen berücksichtigen kann.

Akzeptanz. Eine weitere wichtige Voraussetzung für die Initialisierung eines vertrauensvollen therapeutischen Prozesses ist die gegenseitige Akzeptanz von Patient und Therapeut. Als Grundregel kann in diesem Kontext gelten, dass Wertungen, vor allem im Sinne von Moralisierungen, weitgehend vermieden werden sollten. Dies trifft umso mehr zu, wenn die Äußerungen des Patienten oder seine Erklärungen zunächst bizarr, abstrus oder abwegig erscheinen. Allerdings ist Akzeptanz nicht grenzenlos zu verstehen, sondern insbesondere, wenn Verhaltensweisen sich ungünstig auf die Gesprächssituation auswirken, sollte der Therapeut dies nicht einfach akzeptieren. Problematisches und störendes Verhalten sollte durchaus direkt angesprochen werden, ohne dabei allerdings die prinzipielle Wertschätzung des Patienten und die Ernsthaftigkeit seines Anliegens völlig infrage zu stellen. In diesem durchaus anspruchsvollen Bemühen, ein „vertrauensvolles therapeutisches Klima" herzustellen, können typische Fehler passieren (Hoyer & Wittchen, 2011). Häufige Fehler bei der Gesprächsführung sind (nach Hoyer & Wittchen, 2011):

Fehler in der Gesprächsführung

- Voreilige Ratschläge geben,
- voreilige Diagnosen vergeben,
- „Fachsimpeln",
- Fachausdrücke verwenden,
- unverständliche Erklärungen abgeben (z. B. zu lange Sätze),
- den Patienten nicht einbeziehen (Dozentenstil),
- Bagatellisieren,
- Distanzverlust,
- Plaudern,
- plötzliche, nicht einsichtige Themenwechsel.

Verhaltenstherapeutische Gesprächsprinzipien

Über diese allgemeinen Gesprächsvoraussetzungen lassen sich verfahrensspezifische Prinzipien formulieren, die in Anlehnung an Hoyer und Wittchen (2011) für die Verhaltenstherapie wie im Nachfolgenden beschrieben werden können.

Transparenz. Ein transparentes Vorgehen ist ein Grundprinzip der Verhaltenstherapie, das im Idealfall einen aufgeklärten aktiven, „mündigen" Patienten voraussetzt. Diese Voraussetzungen sind beispielsweise im Falle eines suizidalen Jugendlichen in mehrfacher Hinsicht nicht gegeben bzw. eingeschränkt. Die Einschränkungen können sich aufgrund von Alter und Entwicklungsstand, der psychopathologischen Verfassung des Patienten und des spezifischen suizidalen Kontextes ergeben. Transparenz ist demnach kein Selbstzweck, sondern muss auf das notwendige Maß beschränkt werden. Hoyer und Wittchen (2011) sprechen in diesem Zusammenhang auch von „selektiver Transparenz", die der Situation und dem Zustand bzw. der Befindlichkeit des Patienten Rechnung trägt.

„Selektive Transparenz"

Struktur. Die Strukturierung klinisch-psychologischer Interventionen, d. h. auch die Gestaltung eines Initialkontaktes bzw. Erstgesprächs, kann erheblich dazu beitragen, potenzielle Verunsicherungen aufseiten des Patienten zu reduzieren, positive Erwartungen zu induzieren und die Motivation zur Mitarbeit zu fördern. So schwierig die im Zusammenhang mit dem Thema Suizidalität zu besprechenden Inhalte auch sein mögen, so kann doch eine durch den Therapeuten vorgegebene Abfolge im Gespräch dem oft hochgradig verunsicherten Patienten eine unmittelbare direkte Sicherheit vermitteln.

Konkretisieren, Präzisieren und Spezifizieren. Psychische Ausnahmesituationen, wie sie bei suizidalem Verhalten meist gegeben sind, sind oft mit dem Gefühl des Patienten verbunden, von seinen Emotionen, Gedanken und Verhaltensweisen überwältigt zu werden. Für ihn stellt sich die Situation als ein nicht mehr zu bewältigendes Chaos dar. In derartigen Situationen ist es in der Regel hilfreich, Umstände, Abläufe und Verhaltensweisen möglichst konkret und deskriptiv zu beschreiben und – unter Mithilfe und Anleitung des Therapeuten – diese Situation zu präzisieren und zu spezifizieren.

Soziale Verstärkung und Lob. Im therapeutischen Kontakt spielen soziale Verstärkungsprozesse eine wichtige Rolle. Selektives Loben wird von Hoyer und Wittchen (2011) als wichtiger Aspekt der Beziehungsgestaltung bezeichnet. Die Verstärkung und das Lob sollten allerdings glaubhaft sein, müssen nicht verbal erfolgen, sondern können auch in nonverbalen Signalen bestehen.

Zusammenfassen und Rückmelden. Die Strukturierung und Interpunktion des Gesprächsverlaufs kann durch Zusammenfassen und Rückmelden erfolgen. Besondere Bedeutung kommt diesem Vorgehen zu, wenn es um die Vermeidung von Missverständnissen geht. Wenn es um die schwierige und heikle Risikoabschätzung bei Suizidalität geht, dann kommt der Übereinstimmung von Therapeut und Patient eine große Bedeutung zu und die Minimierung von Missverständnissen trägt zur Risikominimierung bei.

2.2.2 Klärung der rechtlichen Bedingungen und Voraussetzungen

L10 **Leitlinie 10: Klärung der rechtlichen Bedingungen und Voraussetzungen**

Rechtliche Grundvoraussetzungen der Freiheitsentziehung:

- Zivilrechtliche Unterbringung
- Öffentlich-rechtliche Unterbringung
- Unterbringung durch Inobhutnahme durch das Jugendamt
- Rechtliche Situation zwischen Arzt und Therapeut im Hinblick auf Diagnostik und Behandlung

Rechtliche Bedingungen und Voraussetzungen

Stationäre Aufnahme gegen den ausdrücklichen Willen nur bei akuter Eigengefährdung

Die mit Abstand häufigste Fragestellung in einer Klinik für Kinder- und Jugendpsychiatrie außerhalb der üblichen Dienstzeiten ist die Frage nach bestehender Suizidalität. Dabei werden die meisten Patienten wegen suizidaler Ankündigungen und sehr viel seltener nach einem Suizidversuch vorgestellt. In diesen Fällen stellt sich für den ärztlichen Assistenten im Bereitschaftsdienst und den Fach- oder Oberarzt im Hintergrunddienst die Frage nach der Notwendigkeit der stationären Aufnahme. Nicht selten ist das Kind oder der Jugendliche nicht bereit, sich stationär aufnehmen zu lassen, oder er wird durch den Rettungsdienst vorgestellt und die Sorgeberechtigten sind nicht informiert und nicht anwesend. Auch kommt es vor, dass die Sorgeberechtigen nach einem Suizidversuch ihres Kindes nicht bereit sind, ihr Kind stationär aufnehmen zu lassen, und bestehen darauf, ihr Kind sofort mit nach Hause nehmen zu können. In dieser auch emotional belastenden Situation stellen sich für den Arzt eine ganze Reihe von rechtlichen Fragestellungen und Problemen. Dies gilt auch für den Fall, dass der Patient massiv belastet, sehr erregt ist, auch im ärztlichen Kontakt weiter suizidale Äußerungen tätigt, aber nicht bereit dazu ist, z. B. eine Medikation einzunehmen.

Unterbringung eines Kindes oder Jugendlichen gegen dessen ausdrücklichen Willen

Stellt sich ein Kind oder Jugendlicher mit bestehender Suizidalität vor, der mit einer stationären Aufnahme auf einer geschützten (geschlossenen) Station nicht einverstanden ist, ergeben sich unterschiedliche rechtliche Bedingungen. Wünschen die Sorgeberechtigten eine Aufnahme aufgrund der Suizidalität ihres Kindes auf eine geschlossene Station, das Kind lehnt dies jedoch ab, bietet sich die Möglichkeit einer Aufnahme auf der Grundlage eines zivilrechtlichen Beschlusses nach § 1631b BGB (Claus, 2015). Es besteht jedoch auch die Möglichkeit eines öffentlich-rechtlichen Beschlusses im Rahmen der Unterbringungs- oder Ländergesetze über Hilfen und Schutzmaßnahmen bei psychischen Krankheiten, wie z. B. das Gesetz über Hilfen und Schutzmaßnahmen bei psychischen Krankheiten des Landes Nordrhein-Westfalen (PsychKG NRW).

Jede Unterbringung gegen den ausdrücklichen Wunsch eines Kindes oder Jugendlichen bedeutet immer eine Freiheitsentziehung, also einen Eingriff in das Grundrecht der persönlichen Freiheit. Dieser Tatbestand liegt bereits bei einer Einschränkung der Bewegungsfreiheit des Kindes oder Jugendlichen gegen dessen ausdrücklichen Willen vor. Auch die Mitnahme eines Jugendlichen gegen seinen ausdrücklichen Willen, z. B. im Rettungswagen, ist genauso zu bewerten. Dabei spielt es in der rechtlichen Würdigung keine Rolle, ob der Patient einwilligungsfähig ist. Unerheblich ist auch, ob er seinen entgegenstehenden Willen verbal oder nonverbal geäußert hat (Zentrale Ethikkommission bei der Bundesärztekammer, 2013).

Möglichkeit der zivilrechtlichen und öffentlich-rechtlichen Unterbringung

Zivilrechtliche Unterbringung in der KJPP nach § 1631b BGB

Die Zuständigkeit für die zivilrechtliche wie auch für die öffentlich-rechtliche Unterbringung von Minderjährigen liegt bei der Abteilung des Familiengerichts beim zuständigen Amtsgericht. Unterbringungen bei Bestehen einer akuten Suizidalität nach 1631b BGB in einer kinder- und jugendpsychiatrischen Klinik erfolgen überwiegend ungeplant aus einer Notfallsituation heraus. In einem Notfall kann das Kind oder der Jugendliche auch ohne bereits bestehende richterliche Anordnung rechtskonform einer Untersuchung gegen seinen Willen im geschlossenen Bereich einer kinder- und jugendpsychiatrischen Klinik zugeführt und dort untergebracht und behandelt werden, unter der Voraussetzung, dass die Sorgeberechtigen eine solche Maßnahme ausdrücklich wünschen. Eine weitere Vorrausetzung in einem solchen Notfall ist, dass mit einem Aufschub der Maßnahme Gefahr verbunden wäre. Die richterliche Genehmigung muss in einem solchen Fall „unverzüglich" nachgeholt werden.

Der Tatbestand „unverzüglich" ist juristisch wie folgt definiert: „Ohne schuldhaftes Zögern" (§ 121 BGB). Konkrete Zeitvorgaben und Fristen sind für den Arzt in der Kinder- und Jugendpsychiatrie juristisch somit nicht klar definiert, sondern werden im Streitfall von Fall zu Fall individuell bewertet. Hat ein Arzt alle Unterlagen zur Beantragung der richterlichen Genehmigung zusammengetragen, können weitere 12 Stunden Verzögerung bis zur Versendung an das zuständige Gericht und damit eine vermeidbare Verlängerung eines Freiheitsentzuges ohne zumindest beantragte Rechtsgrundlage schon kritisch sein. Muss man an einem Wochenende deutlich länger warten, weil ein verreister Sorgeberechtigter erst verzögert eintrifft, um seine Unterschrift auf den Antrag an das Familiengericht zu setzen, so ist dem Arzt kein schuldhaftes Zögern vorzuwerfen. Die oft als bindend angenommene „24-Stunden-Frist" ist nirgendwo gesetzlich verankert. Daher erzeugt ihre Beachtung in manchen Situationen unnötigen Druck, in anderen Fällen schützt ihre Beachtung nur vermeintlich vor einem Verstoß gegen das Unverzüglichkeitsprinzip.

Ablauf einer Unterbringung

Kommt der suizidale Patient in die Klinik und wird auf eine geschlossene Station gegen seinen Willen aufgenommen, ist wie folgt zu verfahren: Die Sorgeberechtigten stellen einen Antrag auf Genehmigung der geschlossenen Behandlung ihres Kindes an das zuständige Familiengericht. Diesem Antrag wird das Attest eines Arztes hinzugefügt und unverzüglich an das zuständige Familiengericht gefaxt (Claus, 2015). Zuständig für solche Akutfälle ist nach § 313 des Gesetzes über das Verfahren in Familiensachen (FamFG), in der Regel das Gericht, „in dessen Bezirk das Bedürfnis für die Unterbringungsmaßnahme hervortritt". Die Klinik unterstützt diesen Antrag durch ihr ärztliches Attest. In diesem Attest wird konkret beschrieben, welche Fakten und Symptome (meist der Eigen- und/oder Fremdgefährdung) eine bestehende oder unmittelbar bevorstehende Gefahr für das Wohl des minderjährigen Patienten oder anderer darstellen und warum es keine Alternative zur geschlossenen Unterbringung gibt.

Meist bedient sich der Richter bei einer als Notfall auftretenden akuten Suizidalität bei einem Kind oder Jugendlichen einer „einstweiligen Anordnung einer vorläufigen Unterbringungsmaßnahme" nach § 331 und § 332 FamFG. Auf dieser Rechtsgrundlage genügt ein ärztliches Attest, damit der Richter die geschlossene Unterbringung wegen „Gefahr im Verzug" zunächst vorläufig ohne Anhörung des Betroffenen und ohne vorherige Bestellung eines Verfahrensbeistandes genehmigen kann. Die Anhörung des Betroffenen und die Bestellung eines Verfahrensbeistandes muss er aber „unverzüglich" nachholen. Die Rechtsgrundlage für eine evtl. anschließende längere Unterbringung muss im sog. „Hauptsacheverfahren" während einer Dreimonatsfrist geschaffen werden.

Besteht zwischen den Sorgeberechtigten Uneinigkeit darüber, ob für das Kind oder den Jugendlichen ein Antrag zur Unterbringung nach 1631b BGB gestellt werden soll, so hat der eine Sorgeberechtigte die Möglichkeit, zusammen mit dem Jugendamt eine familienrichterliche Eilentscheidung in die Wege zu leiten. Es muss dann beantragt werden, das Aufenthaltsbestimmungsrecht und das Recht zur Gesundheitsfürsorge vorläufig auf denjenigen Elternteil zu übertragen, der die Unterbringung für richtig hält. Diese Konstellation findet sich häufig im Bereitschaftsdienst einer Klinik zu Zeiten, in denen das Familiengericht nicht erreichbar ist.

Vorzug der Unterbringung nach bürgerlichen Recht bei Minderjährigen

Grundsätzlich sollte bei Minderjährigen, die gegen ihren ausdrücklichen Willen untergebracht und behandelt werden müssen, dem § 1631b BGB (bürgerliches Recht) gegenüber der Anwendung einer öffentlich-rechtlichen Unterbringung (nach Unterbringungsgesetz der Länder) der Vorrang gegeben werden (Wille, 2002). Dadurch soll bei Minderjährigen u. a. auch die weit umfangreichere Stigmatisierung durch die im Vergleich zum BGB weit höhere Anzahl der nach PsychKG/UnterbrG zu informierenden Institutionen verhindert werden (Fegert et al., 2001). Ein bereits begonnenes Verfahren über eine öffentlich-rechtliche Unterbringung ist vom Gericht in ein zivilrechtliches Verfahren nach 1631b BGB zu überführen (Wille, 2002).

Öffentlich-rechtliche Unterbringung nach PsychKG oder UnterbrG der Länder

Gerade wenn Jugendliche unter einer schweren psychiatrischen Erkrankung leiden, im Rahmen dieser Erkrankung eine akute Eigenfährdung besteht und sie damit für sich und vielleicht auch für andere Menschen oder für sogenannte bedeutende Rechtsgüter anderer zu einer Gefahr werden, besteht die Möglichkeit der öffentlich-rechtlichen Unterbringung (z. B. wenn ein drogenabhängiger psychotischer Jugendlicher Stimmen hört, die ihm „befehlen", sich selbst und andere zu töten).

Eine Unterbringung kann dann nach dem im jeweiligen Bundesland gültigen Unterbringungsgesetz erfolgen. In diesen Unterbringungsgesetzen, in manchen Bundesländern auch als Psychiatrie-Krankengesetz (PsychKG) bezeichnet, werden Schutzmaßnahmen für psychisch Kranke, aber auch Schutzmaßnahmen für Dritte und für die öffentlichen Sicherheit und Ordnung dargelegt. Diese gelten für Minderjährige wie Volljährige gleichermaßen (Dodegge & Zimmermann, 2011).

Besonderheiten der öffentlich-rechtlichen Unterbringung

Bei einer öffentlich-rechtlichen Unterbringung gibt es eine ganze Reihe von Unterschieden gegenüber einer Unterbringung nach § 1631b BGB:

- Bei einer öffentlich-rechtlichen Unterbringung eines Minderjährigen bedarf es keines Antrages oder keiner Genehmigung durch die Sorgeberechtigten.

- Das Vertragsverhältnis zwischen Arzt und Patient ist auch ein öffentlich-rechtliches, kein privatvertragsrechtliches. Damit werden etwaige Schadenersatzansprüche nach den Vorgaben der sog. „Amtshaftung" beurteilt.
- Die Anwendung des PsychKG bzw. UnterbrG ist mit deutlich höherem bürokratischem Aufwand für die Klinik verbunden.
- Eine weit größere Anzahl von Personen und Institutionen müssen gesetzlich vorgeschrieben über zum Teil sehr persönliche bzw. private Dinge und Abläufe informiert werden.

Darüber hinaus werden in den unterschiedlichen Landesgesetzen die Voraussetzungen für die Rechtmäßigkeit der Anwendung des PsychKG dargelegt. Dabei sind die Voraussetzungen – dem massiven Eingriff in die persönlichen Rechte des Betroffenen angemessen – entsprechend hoch angesetzt.): Exemplarisch sind im Folgenden die Voraussetzungen zur Annahme des PsychKG NRW dargestellt (modifiziert nach Claus, 2015)

Voraussetzungen für eine öffentlich-rechtliche Unterbringung

- Es muss ein krankhafter psychischer Zustand vorliegen, wie z. B. eine paranoide Psychose oder eine Störung, die einer solchen Psychose in der Schwere entspricht.
- Es besteht eine gegenwärtige, erhebliche Gefahr für den Betroffenen und/oder bedeutende Rechtsgüter anderer, oder die Gefahr ist jederzeit zu erwarten. Diese Gefahr steht in ursächlichem Zusammenhang zur Erkrankung und ist verhältnismäßig schwer genug, den Eingriff in die Persönlichkeitsrechte zu rechtfertigen.
- Alle anderen Möglichkeiten, diese Gefahr anders abzuwenden, wurden ausgeschöpft.
- Ein fehlendes Einverständnis des Betroffenen muss zwingend vorliegen.

Bei einem Jugendlichen mit Suizidverdacht muss vor dem Transport in die Klinik, wenn diese gegen den ausdrücklichen Willen des Jugendlichen geschieht, ein Arzt mit Erfahrung in Psychiatrie, im (üblichen) Ausnahmefall auch ein Hausarzt oder Notarzt, nach persönlicher Untersuchung ein ärztliches Zeugnis erstellen, das den psychischen Zustand des Betroffenen beschreibt und die Notwendigkeit der Unterbringung überzeugend darlegt. Dieses ärztliche Zeugnis muss der zuständigen Ordnungsbehörde vorgelegt werden. Meist bejaht die zuständige Ordnungsbehörde die Stichhaltigkeit dieses Zeugnisses. Die Ordnungsbehörde, und nur diese, kann dann wegen der üblichen besonderen Eilbedürftigkeit eine einstweilige Anordnung einer sofortigen Unterbringung ohne vorherige Anrufung des zuständigen Gerichtes aussprechen. Diese Anordnung wird der versorgungspflichtigen Klinik schriftlich, z. B. per Fax, oder mündlich per Telefon zugeleitet. Gleichzeitig stellt die Ordnungsbehörde beim zuständigen Amtsgericht einen Antrag auf nachträgliche richterliche Anordnung der Unterbringung.

Wird beispielsweise ein akut suizidaler Patient mit rechtsgültiger ordnungsbehördlicher einstweiliger Anordnung einer sofortigen Unterbringung nach

PsychKG/UnterbrG als Notfall vorgestellt, so müssen alle Maßnahmen rechtskonform erfolgen und dokumentiert werden, die das jeweilige Landesgesetz vorsieht. Dazu gehören das Verhindern der Entweichung und die sofortige ärztliche Untersuchung mit Erhebung und Dokumentation eines körperlichen Untersuchungsbefundes und eines psychopathologischen Befundes.

Erbringt die „sofortige ärztliche Eingangsuntersuchung" (entsprechend z. B. § 17 Abs. 2, S. 1 PsychKG NRW) das Ergebnis, dass die Voraussetzungen für eine öffentlich-rechtliche Unterbringung nicht oder nicht mehr vorliegen bzw. auch zuvor gar nicht vorgelegen haben, so muss der Patient sofort beurlaubt werden, wenn er nicht freiwillig bleiben möchte. Er muss also die Klinik verlassen dürfen, wenn er dies wünscht und die Voraussetzungen des PsychKG aus ärztlicher Sicht nicht mehr gegeben sind. Diese Beurlaubung erfordert z. B. in NRW nach § 17 Abs. 3 PsychKG NRW die Entscheidung durch die ärztliche Leitung des Krankenhauses. Faktisch ist dies der Chefarzt oder sein zu diesem Zeitpunkt als Stellvertreter fungierender Oberarzt im Hintergrund.

Wird ein Patient auf der Rechtsgrundlage eines PsychKG/UnterbrG untersucht oder gar aufgenommen, so müssen sämtliche vom jeweiligen Gesetz vorgeschriebenen Maßnahmen befolgt und dokumentiert werden. Über das korrekte Vorgehen wachen gesetzlich vorgesehene „Staatliche Besuchskommissionen", die unangekündigt jederzeit das Recht haben, auch durch Akteneinsicht und Patientenbefragung die korrekte Einhaltung der einschlägigen Vorschriften zu überprüfen. Diese vorgeschriebenen Maßnahmen und Dokumentationspflichten sind in dem für den jeweiligen Klinikstandort gültigen Unterbringungsgesetz/PsychKG individuell geregelt.

Unterbringung durch Inobhutnahme durch das Jugendamt

Bedingungen für eine Inobhutnahme durch das Jugendamt

Das Jugendamt kann das Kind oder den Jugendlichen in Inobhutnahme nehmen, wenn Kinder und Jugendliche zur Abklärung von Suizidalität durch den Rettungsdienst vorgestellt werden und die Eltern nicht greifbar oder auch nicht bereit sind, in die Klinik zukommen. Es sind auch Situationen möglich, in denen das Kind oder der Jugendliche in der Klinik bleiben möchte, ein oder auch beide Sorgeberechtigten dies jedoch ablehnen und auf eine Entlassung bestehen. Wenn in solchen Fällen erhebliche Gefährdungsaspekte bestehen, sodass eine Entlassung auf Wunsch eines Sorgeberechtigten nach ärztlicher Einschätzung zu einer Gefährdung für Leib und Leben des Kindes führen würde, so kann das Jugendamt das Kind oder den Jugendlichen in Inobhutnahme nehmen. Bei der Inobhutnahme hat das zuständige Jugendamt das Recht, Entscheidungen von Sorgeberechtigten, z. B. über die Ablehnung einer Krankenhausbehandlung, gegebenenfalls zu überstimmen oder Entscheidungen in Vertretung nicht erreichbarer Eltern selbst zu treffen.

Das Kinder- und Jugendhilfegesetz (KJHG; vgl. 8. Sozialgesetzbuch SGB) gibt dem Jugendamt (§ 42 KJHG) die Möglichkeit, einen Minderjährigen in Obhut zu nehmen. Mit der Inobhutnahme erhält das Jugendamt auch die Befugnis, den Betreffenden „in einer geeigneten Einrichtung ... vorläufig unterzubringen" (§ 42, Abs. 1KJHG). Dabei sind nach § 42 Abs. 5 KJHG auch freiheitsentziehende Maßnahmen gestattet, wenn dadurch Gefahren für Leib oder Leben des Kindes oder Dritter abgewendet werden. Falls indiziert, kann der Betroffene dort dann auch unter Freiheitsentzug untergebracht werden. Abs. 2 des § 42 SGB VIII erlegt dem Jugendamt während der Inobhutnahme auch die Pflicht auf, „... die Krankenhilfe sicherzustellen". Allerdings muss, ohne nachfolgende familiengerichtliche Unterbringungsendscheidung, der Freiheitsentzug „mit Ablauf des Tages nach seinem Beginn" beendet werden (§ 42 Abs. 5 S. 2 SGB VIII).

Rechtliche Situation zwischen Patient und Arzt

Im Rahmen von Suizidalität, gerade bei affektiv angespannten Patienten, stellt sich immer wieder auch die Frage nach der Gabe einer Medikation. Ist der Patient z. B. hochgradig erregt und suizidal, bedarf es nicht selten eines sofortigen ärztlichen Handels, um den Patienten zu schützen.

Handeln im Sinne des „Rechtfertigten Notstandes"

Hier handelt der Arzt im Sinn eines „Rechtfertigenden Notstandes" (§ 34 StGB). Dieser Paragraph sagt aus (Parzeller et al., 2005):

- Wer in einer gegenwärtigen, nicht anders abwendbaren Gefahr für Leben, Leib, Freiheit, Ehre, Eigentum oder ein anderes Rechtsgut eine Tat begeht, um die Gefahr von sich oder einem anderen abzuwenden, handelt nicht rechtswidrig, wenn bei der Abwägung der widerstreitenden Interessen, namentlich der betroffenen Rechtsgüter und des Grades der ihnen drohenden Gefahren, das geschützte Interesse das beeinträchtigte Interesse wesentlich überwiegt.
- Dies gilt jedoch nur, soweit die Tat ein angemessenes Mittel ist, die Gefahr abzuwenden.
- Rechtsgut Gesundheit, Leib und Leben versus Rechtsgut Privatgeheimnis.
- Konkret: Die Offenbarung psychischer Erkrankungen zum Zwecke der Unterbringung bei Eigen- und Fremdgefährdung ist nicht strafbar.

In anderen Fällen ist der Patient vielleicht sehr angespannt, belastet oder gequält, ohne dass dieser „rechtfertigende Notstand" besteht; dann bedarf es z. B. vor einer Medikamentengabe der ausführlichen rechtskonformen Aufklärung und Einwilligung.

2.2.3 Behandlungsplanung/Hierarchie bzw. Abfolge der Interventionen

L11 Leitlinie 11: Behandlungsplanung/Hierarchie bzw. Abfolge der Interventionen

- *Behandlungsplanung:* Die zeitliche Abfolge der Behandlungsschritte sollte einem sequenziellen oder hierarchischen Vorgehen folgen mit dem Hauptaugenmerk auf dem Suizidrisiko.
- *Indikationskriterien als Entscheidungsgrundlage für die Behandlungsplanung:* Neben der Einschätzung des Risikos und der Verlaufsstruktur von suizidalem Verhalten sind komorbide Störungen und Schlüsselfaktoren wie Veränderungsmotivation, Drogenfreiheit, familiäre Unterstützung, Stimmungslage und Schlaf zu berücksichtigen.

Die Wahl des Behandlungssettings erfolgt unter Berücksichtigung der Indikationskriterien. Die wesentlichen Settings, die in unterschiedlicher Weise kombiniert werden können bzw. müssen, beinhalten folgende Modalitäten: vollstationär-geschlossen, vollstationär-offen, teilstationär und ambulant.

Behandlungsplanung: Die zeitliche Abfolge der Behandlungsschritte

Hierarchisierung der Behandlungsschritte

In allgemeiner Hinsicht werden für die Behandlungsplanung sequenzielle oder hierarchische Vorgehensweisen bzw. Stufenmodelle vorgeschlagen. Eines der bekanntesten ist dasjenige von Linehan (vgl. Bohus & Berger, 1996), die im Rahmen der Therapie der Borderline-Persönlichkeitsstörung eine Priorisierung der Behandlungsschritte bzw. -ebenen vorgeschlagen hat, die sich nicht an der Dauer der Behandlung orientiert, sondern am Vorhandensein bzw. Nicht-Vorhandensein bestimmter Verhaltensweisen des Patienten.

Oberste Priorität hat bei diesem Vorgehen suizidales Verhalten, welches vor allen anderen Symptomen anzugehen und zu reduzieren ist. Zweite Priorität hat danach die Reduktion therapieschädigender Verhaltensweisen. Damit sind Verhaltensweisen sowohl aufseiten des Patienten als auch aufseiten des Therapeuten gemeint, die die Fortführung der Therapie gefährden oder gar zum Abbruch führen. In der Behandlung suizidaler Patienten kommt diesem Schritt insofern große Bedeutung zu, als dass hier immer wieder Kontinuität und Qualität der therapeutischen Beziehung hervorgehoben werden. Einen tragfähigen Kontakt zum suizidalen Patienten herzustellen und diesen nicht abreißen zu lassen, wird als wichtiger Schutzfaktor genannt. Dritte Priorität in der Behandlung hat schließlich der Abbau von Verhaltensweisen, die die Lebensqualität beeinträchtigen und einschränken. Auch hier ist ein enger Bezug zur Suizidalitätsproblematik gegeben. Die Diskussion und Abwägung von lebensbejahenden Themen und lebensfördernden Faktoren spielt im Umgang mit suizidalen Patienten in nahezu allen Behandlungskonzepten eine sehr wichtige Rolle.

Individuell abgestimmter Behandlungsplan

Was die spezielle, auf den einzelnen Fall bezogene Behandlungsplanung betrifft, sind unbedingt die jeweiligen individuellen Umstände und Merkmale eines Suizidversuches bzw. suizidalen Verhaltens zu berücksichtigen und in einen individuell abgestimmten Behandlungsplan zu überführen.

Indikationskriterien als Entscheidungsgrundlage für die Behandlungsplanung

Hierarchisierung der Interventionsschritte

Indikationskriterien bilden die Grundlage für Behandlungsentscheidungen. Ihre Gewichtung legt eine klare zeitliche und hierarchische Abfolge der einzelnen Interventionsschritte nahe.

An erster Stelle ist natürlich die Abschätzung des suizidalen Risikos, d.h. das Ausmaß und die Art der Suizidalität, zu nennen, von der der jeweils nächste Behandlungsschritt abhängt. Zur Orientierung und übersichtlichen Darstellung der wesentlichen suizidrelevanten Faktoren ist eine Strukturierung hinsichtlich der Dimensionen „Zeit" und „Lokalisation" hilfreich (vgl. Abbildung 7). Neben der Risikoeinschätzung lassen sich aus dieser Übersicht auch Hinweise auf die Behandlung ableiten. Über die psychopathologische Querschnittseinschätzung hinaus berücksichtigt die Über-

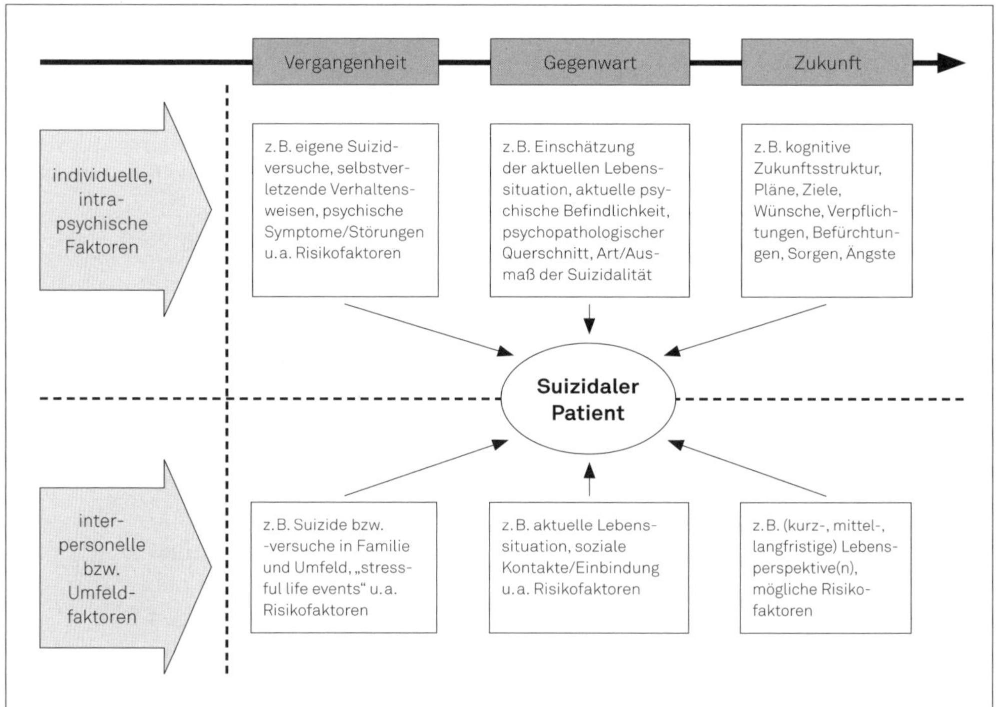

Abbildung 7: Strukturierung von suizidalitätsrelevanten Faktoren

sicht in besonderem Maße die zeitliche Dimension suizidalen Verhaltens, die nicht nur in prognostischer Hinsicht überragende Bedeutung hat, sondern auch eine Verlaufsstruktur aufweist, die in der Behandlungsplanung unbedingt zu berücksichtigen ist. So besteht beispielsweise das größte Risiko für rezidivierende suizidale Ereignisse (definiert hier als Suizid, Suizidversuch oder ein klinisch signifikanter Anstieg von Suizidgedanken) in den ersten ein bis vier Wochen nach der Entlassung aus stationärer Behandlung. Das bedeutet, dass in dieser Hochrisikozeit Art und Intensität der Behandlung insuffizient sein können und deshalb besonders gut geplant werden müssen.

Die diagnostische Einordnung der suizidalen Symptome in die allgemeine Psychopathologie des Patienten beinhaltet auch die Frage, welche komorbiden Störungen auftreten und zu berücksichtigen sind. Ist das suizidale Verhalten beispielsweise als Symptom einer Stimmungsproblematik im Rahmen einer Depression zu sehen oder spielen bei stark appellativ-demonstrativen Suizidhandlungen zuwendungsbezogene, zwischenmenschliche Faktoren eine wesentliche Rolle?

Komorbide Störungen in der Behandlungsplanung berücksichtigen

Insbesondere die folgenden fünf Schlüsselfaktoren sind bei der Planung von Interventionen zur Reduktion von rezidivierendem suizidalem Verhalten zu berücksichtigen: Veränderungsmotivation, Nüchternheit bzw. Drogenfreiheit, familiäre, aber auch außerfamiliäre Unterstützung, die Förderung einer positiven Stimmungslage sowie gesunder und ausreichender Schlaf.

Veränderungsmotivation, Drogenfreiheit, familiäre Unterstützung, Stimmungslage und Schlaf sind Schlüsselfaktoren in der Behandlungsplanung

Nüchternheit bzw. Drogenfreiheit. Ein hoher Anteil von Jugendlichen, die Suizidversuche unternehmen, tut dies entweder unter oder unmittelbar nach dem Gebrauch von Alkohol oder Drogen. Alkohol- sowie Drogenabusus sind demnach wichtige Prädiktoren für frühzeitige Suizidhandlungen und darüber hinaus auch für die mangelnde Mitarbeit von depressiven Adoleszenten.

Förderung einer positiven Stimmungslage. Die Bedeutung einer negativen Affektlage bei Jugendlichen für die Entwicklung suizidaler Gedanken, Selbstverletzungen und Suizidversuchen ist gut bekannt. Darüber hinaus kann sich eine positive Affekt- und Stimmungslage im Hinblick auf suizidales Verhalten als Schutzfaktor auswirken.

Gesunder und ausreichender Schlaf. Schlaflosigkeit bzw. Schlafstörungen sind wesentliche Risikofaktoren bei erfolgreichen Suiziden im Erwachsenenbereich. Schlafentzug und Schlafstörungen können sowohl bei Jugendlichen als auch bei Erwachsenen zu Stimmungslabilität, einer vermehrten negativen Affektlage und erhöhter Impulsivität führen. Nicht zuletzt stellen Schlaflosigkeit bzw. Schlafstörungen in der medikamentösen Antidepressiva-Behandlung Adoleszenter negative Moderator-Variablen dar, deren Wirkung nicht besser ist als die von Placebos (Bridge et al., 2007).

Veränderungsmotivation. Die Gesamtverfassung des Patienten, insbesondere seine emotionale Befindlichkeit und Verfassung, beeinflusst natürlich auch seine Therapiemotivation und seinen Leidensdruck. Ist ein expliziter Veränderungswunsch vorhanden oder versinkt der Patient in Apathie und Hoffnungslosigkeit? Kooperationsbereitschaft und -fähigkeit des Patienten bedingen ganz wesentlich seine Absprachefähigkeit, Offenheit und Verlässlichkeit. Veränderungsmotivation und Bereitschaft zur Mitarbeit haben sich als starke Prädiktoren im Bereich von Gesundheitsverhalten gezeigt. Angesichts der Tatsache, dass ein sehr hoher Anteil (30 % bis 50 %) von Jugendlichen mit Suizidversuchen sich als non-adhärent gegenüber den Behandlungsempfehlungen verhielt, verdeutlicht, wie wichtig es ist, die Behandlungsmotivation zu beachten sowie zu fördern und zu stärken.

Familiäre, aber auch außerfamiliäre Unterstützung. Familiäre Anpassungsfähigkeit und Kohäsion sind einerseits protektive Faktoren für rezidivierendes suizidales Verhalten. Andererseits gilt umgekehrt aber natürlich auch, dass familiäre Konflikte zu den herausragenden Prädiktoren für suizidale Handlungen bei Adoleszenten zählen. Eine Förderung und positive Ausrichtung der familiären Interaktions- und Kommunikationsmuster haben positive Auswirkungen im Sinne einer Reduktion des Suizidrisikos.

Neben der Familie kann natürlich auch das weitere Lebensumfeld (Schule, Gleichaltrigengruppe u. Ä.) eine – positive oder negative – Rolle spielen und z. B. zur Konflikthaftigkeit der Lebenssituation beitragen.

Entwicklungspsychopathologie bei Suizidalität berücksichtigen

Recht selten wird auf die Entwicklungsabhängigkeit bzw. die entwicklungspsychopathologische Dimension des Umganges mit Suizidalität hingewiesen. Es handelt sich dabei um ein sehr facettenreiches Kriterium. Zunächst ist zu erwähnen, dass bei adoleszenten Suizidalen natürlich im Rahmen der Identitäts- bzw. Autonomieentwicklung die „Sinnfrage" häufig eine große Rolle spielt und suizidales Gedankengut durch die Auseinandersetzung mit diesen Problemen induziert und getriggert wird. Weiterhin sind entwicklungspsychopathologische Fakten zu berücksichtigen, beispielsweise adoleszente Todes- und Endzeitvorstellungen. Vorstellungen von „Endlichkeit" und „Nicht mehr da sein wollen" nehmen in dieser Entwicklungsphase einen „erwachseneren" Charakter an und haben mit suizidalen Vorstellungen jüngerer Patienten bzw. Kinder nicht mehr viel gemein.

Behandlungsorientierung und Behandlungsziele. Eine rein defizitorientierte Ausrichtung der Behandlung ist bei wiederkehrenden Verhaltensweisen, wie sie suizidales oder selbstverletzendes Verhalten darstellen, oft nicht ausreichend. Stattdessen ist die Berücksichtigung und Förderung von Schutzfaktoren (z. B. elterliche Unterstützung oder kontinuierliche Überwachung) die angemessene Vorgehensweise, um Risikoverhalten, insbesondere Suizidrisikoverhalten, zu reduzieren.

Die Wahl des Behandlungssettings

Einen Überblick über den Behandlungsrahmen und die einzelnen Schritte der Behandlungsplanung gibt Abbildung 8.

Krisenmanagement bei akuter Suizidalität

Vorrangiges und übergeordnetes Ziel einer geschlossenen stationären Behandlung ist die Verhinderung von suizidalen Handlungen. Das Krisenmanagement umfasst den Abbau der akuten Suizidalität durch Beseitigung bzw. Reduktion der aufrechterhaltenden Faktoren, die Vorbereitung einer (möglichen) Entlassung in ein nicht suizidförderndes Umfeld sowie die Einleitung von Anschlussmaßnahmen, entweder als ambulante (Kurz-

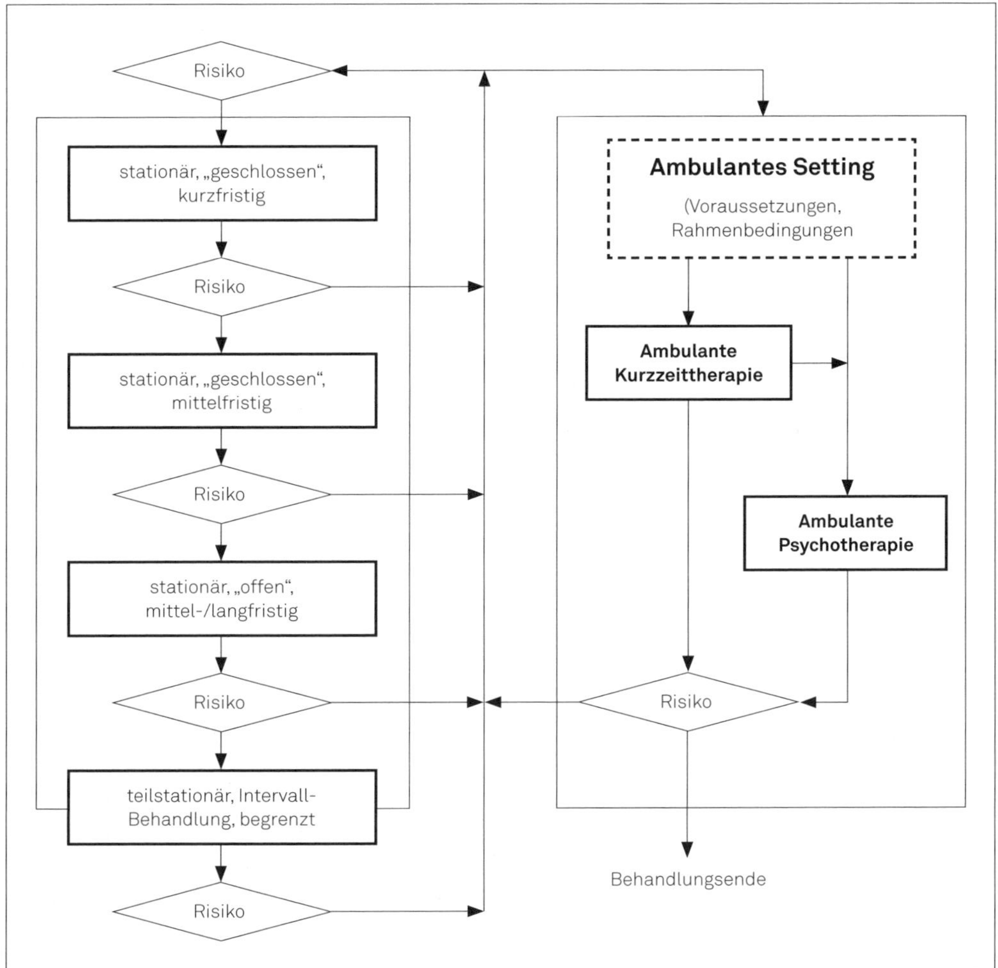

Abbildung 8: Überblick über den Behandlungsrahmen und die einzelnen Schritte der Behandlungsplanung

oder Langzeit-)Therapie oder Fortführung einer stationären Behandlung im „offenen“ oder geschlossenen Rahmen. Letzteres ist bei persistierender akuter Suizidalität der Fall, wenn ein kurzfristiges Krisenmanagement nicht ausreicht, um die aufrechterhaltenden Faktoren zu beseitigen oder zu reduzieren. Beispiele dafür können eine schwerwiegendere komorbide psychische Störung sein oder ein dauerhaft konfliktbehaftetes Lebensumfeld. Auch bei Besserung des Zustandes bzw. der Gesamtsituation ist es in diesem Fall meist ratsam, die Entlassung bzw. Überleitung ins ambulante Setting über Zwischenschritte durchzuführen, wie die Verlegung auf eine offene Station oder in ein tagesklinisches Setting. Während des Aufenthaltes im offenen Rahmen kann die Behandlung inhaltlich prinzipiell wie eine Behandlung im ambulanten Rahmen durchgeführt werden und dementsprechend „fließend“, d.h. gestuft durch Ausgänge, Beurlaubungen, Belastungserprobungen u.Ä., in diesen Rahmen überführt werden.

Wichtige Wahl des Settings

Ambulante Weiterbehandlung bei ausreichender Motivation wichtig

Die ambulante Behandlung ist angesichts der geringen Therapiemotivation adoleszenter Suizidaler (Brent et al., 2013) oft nur als eine kurzzeitige Begleitung der Betroffenen umsetzbar, in der gleichsam in „katamnestischen Sicherungsterminen“ ein Monitoring der Suizidalität und der relevanten Faktoren Ziel ist.

Bei entsprechend hoher Motivation kann schließlich eine (längerfristige) ambulante Psychotherapie durchgeführt werden, die eine umfassendere Auseinandersetzung mit den Problemen ermöglicht (vgl. Kapitel 2.2.8).

2.2.4 Krisenintervention/Risikomanagement

Krisenintervention

Für die Planung von Interventionen gibt es keine eindeutigen Kriterien und Empfehlungen. Unter Berücksichtigung des Sicherheitsaspekts und dessen, was allgemein über die Wirksamkeit von Behandlungsmaßnahmen bekannt ist, ergeben sich dennoch Hinweise darauf, welche Komponenten ein individuell zugeschnittener Behandlungsplan enthalten sollte. Dem Sicherheits- und Schutzaspekt wird bei entsprechender Risikoeinschätzung durch die stationäre Aufnahme auf einer Akutstation (geschützte/geschlossene Station) Rechnung getragen. Darüber hinaus kommt unmittelbar einsetzbaren Akutmaßnahmen wie auch Kurzzeitinterventionen besondere Bedeutung zu.

L12 Leitlinie 12: Krisenintervention/Risikomanagement

Krisenintervention:

Für die akute Krisenintervention sind folgende Kriterien zu berücksichtigen (nach Sonnek et al., 2012):

- Ein rascher Beginn der Interventionsmaßnahmen, die aktiv eingeleitet werden.
- ein flexibler Einsatz von Methoden.
- der Fokus der Interventionen liegt auf der aktuellen Situation bzw. dem Ereignis.
- das Umfeld wird einbezogen.
- Ziel ist eine schnelle Entlastung.
- Eine Zusammenarbeit der beteiligten Personen und Institutionen ist erforderlich.

Akuter Interventionsplan:

An konkreten Maßnahmen haben sich folgende Vorgehensweisen und Mittel bewährt:

- Eine Krisenkontaktkarte, die die wesentlichen Kontaktdaten für den Krisenfall enthält und Bestandteil ist eines
- umfassenderen Sicherheitsplanes ist, der über die genannten Informationen hinaus Schritte und Vereinbarungen enthält, die im Krisenfall umzusetzen sind.
- Angesichts des Alters der Patienten ist eine Zusammenarbeit mit Eltern und Bezugspersonen essenziell, wobei diese schwierig sein kann, wenn das Umfeld Teil der Problematik ist.

Auslöser ist oft eine „psychosoziale Krise“

Bei sehr vielen Kindern und Jugendlichen, die wegen Suizidalität vorgestellt werden, ist die Ursache eine krisenhafte Belastungssituation, z. B. in Form einer psychosozialen Krise bis hin zu einer akuten kinder- und jugendpsychiatrischen Notfallsituation. Nach Sonnek und Mitarbeitern (2012) versteht man unter einer „psychosozialen Krise“ „den Verlust des seelischen Gleichgewichts, den ein Mensch verspürt, wenn er mit Ereignissen und Lebensumständen konfrontiert wird, die er im Augenblick nicht bewältigen kann, weil sie von der Art und vom Ausmaß her seine durch frühere Erfahrungen erworbenen Fähigkeiten und erprobten Hilfsmittel zur Erreichung wichtiger Lebensziele oder zur Bewältigung seiner Lebenssituation überfordern“ (S. 32).

Bedingungen für eine Krisenintervention

Gerade bei Kindern und Jugendlichen kommt beim Vorliegen solcher psychosozialen Krisen einer möglichst schnellen Krisenintervention große Bedeutung zu. Allgemeine Prinzipien einer Krisenintervention sind nach Sonnek und Mitarbeitern (2012):

- ein rascher Beginn,
- Aktivität,

- Methodenflexibilität,
- Fokus: aktuelle Situation/Ereignis,
- Einbeziehung der Umwelt,
- Entlastung,
- Zusammenarbeit.

Der rasche Beginn ist von großer Bedeutung, um möglichst schnell eine Gefahreneinschätzung vornehmen zu können, aber auch um frühzeitige weitere therapeutische Schritte anzubahnen. Bewährt haben sich hier Programme, die eine frühzeitige Kontaktaufnahme gewährleisten, eine Sicherheitsplanung beinhalten und erste unterstützende Maßnahmen mit dem Patienten und dessen familiären Umfeld durchführen (Stanley et al., 2009).

Akuter Interventionsplan

Festlegung eines Interventionsplans

Für den Fall, dass – nach entsprechender Risikoeinschätzung – keine stationäre Aufnahme erforderlich ist, sollte nach King und Mitarbeitern (2013) in einem akuten Interventionsplan festgelegt werden, was sofort und innerhalb der ersten 24 bis 48 Stunden zu tun ist bzw. welche direkten unmittelbaren Interventionen als Sicherheitsmaßnahmen angeraten werden. Diese Schritte beinhalten:

1. Die Erstellung einer individuellen Krisenkontaktkarte („crisis contact card").
2. In Zusammenarbeit mit dem Patienten die Aufstellung eines individuell abgestimmten Notfallplanes („safety plan") im Sinne eines Krisenbewältigungs- oder Sicherheitsplanes.
3. Gemeinsame Sitzungen mit dem jugendlichen Patienten und seinen Eltern bzw. Bezugspersonen, um zusammen festzulegen, welche Frühwarnzeichen auf ein Ansteigen des Suizidrisikos hinweisen, welche Strukturen und Unterstützungsmaßnahmen hilfreich sein können und wie Sicherheit überwacht und gewährleistet werden kann. In diesem Rahmen sollte auch geklärt werden, wie der Zugang zu tödlichen Mitteln (z. B. Medikamente) verhindert werden kann.

Einführung einer Krisenkontaktkarte

Die Krisenkontaktkarte. Die schriftliche Fixierung einer Reihe von essenziellen Telefonnummern auf einer sogenannten „Krisenkontaktkarte" soll sicherstellen, dass es einen unmittelbaren und direkten Zugang zu Hilfs- und Notfallmaßnahmen gibt. Zu den verschiedenen Notfallnummern (Polizei, Notarzt, nächstes Krankenhaus) sind darauf auch die persönlichen Kontaktdaten des klinischen Fachpersonals bzw. Therapeuten sowie diejenigen von Eltern und relevanten Bezugspersonen aufgelistet.

Sicherheitsplan. Hauptziel von Sicherheitsplänen, die gemeinsam mit dem Patienten entwickelt werden, ist es, dem Patienten konkrete Handlungsanweisungen und Hilfestellungen zu geben, wie er sich im Falle des Auftretens von suizidalen Gedanken oder Impulsen zu verhalten hat und was er selbst tun kann. Die Pläne können Bestandteil einer umfassenden Behandlungsstrategie sein oder aber auch als eigene Intervention („stand alone-interventions") eingesetzt werden.

Festlegung auf einen Sicherheitsplan

Inhaltlich wird empfohlen, dass der Sicherheitsplan Ablenkungsbewältigungsstrategien beinhaltet (z.B. Musik hören, Computer spielen, Fernsehen schauen, einen Freund anrufen, Einkaufen), die hilfreich sind, Stress zu tolerieren und kurzfristig vom Problem wegführen. Darüber hinaus können sie auch körperliche Bewältigungsstrategien enthalten, die sowohl ablenkend als auch anstrengend sind (z.B. Joggen, Fahrrad fahren, Spinning u.Ä.). Nicht zuletzt sollten sie auch individuell zugeschnittene und abgestimmte kognitive Bewältigungsstrategien enthalten, die positive selbstbezogene Äußerungen enthalten.

Komponenten und Bestandteile der Sicherheitspläne können sein:

1. Eine Liste oder Aussagen darüber, was die persönlichen Auslöser des Patienten sind, die zu einem erhöhten Risiko für suizidales Verhalten oder selbstverletzendes Verhalten führen.
2. Eine Liste von Bewältigungsstrategien für diese Auslöser, die der Patient gemeinsam mit dem Therapeuten in einem Prozess des Brainstormings und des geleiteten Entdeckens entwickelt hat.
3. Eine Liste von Personen mit Namen und Kontaktdaten, die als Quellen für hilfreiche Unterstützung bereitstehen können.
4. Kontaktinformationen zur Erreichbarkeit des Therapeuten.
5. Eine Reihe von Kontakt-Telefonnummern einschließlich von Notfallnummern.
6. Eine Aussage darüber, wie der Zugang zu Suizidmitteln verhindert werden kann.
7. Ein Ort, an dem „Gründe für das (Weiter-)Leben" hinterlegt werden können.

In Anlehnung an King und Mitarbeiter (2013) ist in Abbildung 9 ein Beispiel für einen derartigen Sicherheitsplan aufgeführt.

M05 Sicherheitsplan

1. Was sind meine Auslöser für Suizidgedanken oder selbstverletzendes Verhalten? Wie und woran kann ich erkennen (Warnzeichen!), ob ich selbst etwas machen muss, um mich zu schützen und sicher zu bleiben?

   Auslöser: wenn ich gestresst bin

   Warnzeichen: Wenn ich mich in mein Zimmer zurückziehe und mit niemandem mehr rede

2. Was kann ich tun, wenn ich die Auslöser für Suizidgedanken oder Selbstverletzungsdruck bemerke:

   a) Ich versuche, mich zu entspannen mit/durch:
   Musik hören, meine Kopfhörer gebrauchen

   b) Ich kann körperlich Aktivitäten machen, wie zum Beispiel:
   laufen / joggen

   c) Ich kann mich ablenken mit/durch:
   Sportsendungen oder Filme im Fernsehen schauen

   d) Ich kann hilfreiche Sätze oder Gedanken einsetzen, wie zum Beispiel:
   „Ich habe ein paar gute Freunde, die sich um mich kümmern."
   „Nur heute ist ein schlechter Tag, morgen wird es schon besser sein."

   e) Ich kann mit folgenden Familienmitgliedern, Freunden, Helfern Kontakt aufnehmen:

Name:	Telefonnummer:

   f) Ich rufe bei meiner Therapeutin/meinem Therapeuten oder bei der Notfallnummer an ODER ich gehe direkt zur Notfallabteilung im Krankenhaus:

   Notfall-Nummer: ______

   Nächste Notfall-Abteilung: ______

   Mein Therapeut/Arzt: ______

   Dienstzeiten der zuständigen Klinik: Mo. bis Fr. von 8.00 bis 17.00 Uhr

   Selbstmord-Praventions-Hotline: ______

   g) Ich entferne alle Mittel und Methoden, mit denen ich mich verletzen kann; ich lasse mir dabei von Familienmitgliedern oder anderen Menschen helfen.

Abbildung 9: Sicherheitsplan für einen 13-jährigen Patienten

3. Einige Sachen und Dinge, die mir sehr wichtig sind, und die es wert sind, dafür am Leben zu bleiben:

Mit meinen Freunden zusammen sein

Für meinen kleinen Bruder da sein

unterzeichnet von:

Patient/in: __________ Datum: __________

Therapeut/in: __________ Datum: __________

Eltern(teil): __________ Datum: __________

Abbildung 9: Fortsetzung

Aufklärung und Einbeziehung der Eltern

Zusammenarbeit mit Eltern/Bezugspersonen. Wenn keine schwerwiegenden Kontraindikationen, wie z. B. ausgeprägte intrafamiliäre Konflikte, bestehen, sollten in gemeinsamen Sitzungen mit Patient und Eltern die Suizidproblematik in allen relevanten Aspekten besprochen werden. Dazu gehört vorrangig, die Eltern über das Risiko und die Gefährdung zu informieren. In vielen Fällen ist den Eltern das Ausmaß der Problematik nicht bewusst. Dies sollte in klarer, eindeutiger Sprache geschehen, sodass keine „Missverständnisse" entstehen und eine (weitgehend) einhellige Problemsicht der Beteiligten gewährleistet ist. Von besonderer Bedeutung ist dabei die Erläuterung von (möglichen) ätiologischen Faktoren im Rahmen eines Störungsmodells, das den Eltern ein Verständnis ursächlicher Zusammenhänge nahebringt. Praktische Aspekte, wie sie im Rahmen eines Sicherheitsplans für den Patienten (vgl. Abbildung 9) festgehalten werden, sind natürlich auch für die Eltern von großer Bedeutung, beispielsweise die Identifikation von Frühwarnzeichen oder die Verhinderung des Zugangs zu letalen Mitteln (Tabletten, Waffen).

Ähnlich wie beim Sicherheitsplan für den Patienten kann es sinnvoll sein, für die Eltern eine Liste mit Frühwarnzeichen, relevanten Informationen und Anweisungen zu entwickeln, die deren Unsicherheit reduzieren und ihnen Handlungsmöglichkeiten eröffnen kann (vgl. King et al., 2013).

Hilfreiche Materialien:

Eine Vorlage für einen *Sicherheitsplan* wird in M05 vorgestellt (vgl. S. 138 in Kapitel 4).

2.2.5 (Stationäre) kurzfristige Krisenintervention

Da intensivere psychotherapeutische Interventionen, aber auch medikamentöse Behandlungen meist Zeit brauchen, bis sie ihre Wirkung entfalten, sind – stationär wie ambulant – kurzfristige Strategien erforderlich, die über das Akutstadium hinaus eine Begleitung, ein „Monitoring", des Patienten ermöglichen. Auch für diejenigen Patienten, die – aus welchen Gründen auch immer – zu weitergehenden Behandlungen nicht bereit bzw. fähig sind, sind postakute Folgemaßnahmen indiziert.

L13 | Leitlinie 13: Stationäre (kurzfristige) Krisenintervention

- Schutz und Überwachung des Patienten haben oberste Priorität, was nur auf einer geschützten bzw. (fakultativ) geschlossenen Station gewährleistet werden kann.
- Im Beziehungsaufbau ist darauf zu achten, heikle Themen zu benennen und Ambivalenzen anzusprechen sowie dysfunktionale Annahmen und Überzeugungen zu überprüfen. Weiterhin gilt es, auf verborgene, indirekte Appelle zu achten und diese anzusprechen. Schließlich sollte die Bedeutung des Patienten für andere Menschen gewürdigt werden.
- Zur emotionalen Stabilisierung durch die stationäre Aufnahme tragen die Entaktualisierung der Konfliktsituation und die emotionale Entlastung bei.
- Bereits in dieser Phase sollte mit dem Motivationsaufbau für weitere Behandlungsschritte begonnen werden. Dazu kann eine in Ruhe und ohne zeitlichen Druck vorgenommene Abwägung der Gründe, die gegen das Sterben und für das Weiterleben sprechen, ebenso beitragen wie eine genaue Betrachtung der Bedingungen, die sich ändern sollten.

Schnelle und kurzfristige Interventionen in der Krise elementar

Eine bewährte und häufig eingesetzte Strategie besteht darin, die Häufigkeit der Therapiesitzungen zu erhöhen (vgl. Kasten 3). Dieses Vorgehen hat auch den Vorteil, engmaschiger Risikoeinschätzungen vornehmen zu können. Der Patient und die Eltern nehmen allein die intensivere „Dosis" an Therapie meist schon als Unterstützung wahr. Der Schwerpunkt der Behandlung liegt in dieser Phase eindeutig darauf, den Patienten zu (unter-)stützen und zu stabilisieren. Das Grundgefühl vieler adoleszenter Patienten, „nicht mehr weiterzukönnen" oder „keinen Ausweg mehr zu sehen", gilt es, zu entlasten, indem sie von jemandem (Neutralem) versichert bekommen, dass ihre Situation zeitlich begrenzt und vorübergehend ist, dass es alternative Lösungsmöglichkeiten für sie gibt und dass sie nicht mit ihren Problemen alleine sind, sondern dass es Personen gibt, die ihnen helfen. Darüber hinaus sollten – soweit als möglich – eine aktive Problemlösung für die aktuellen Schwierigkeiten angestrebt und Bewältigungsfertigkeiten gestärkt werden.

Kasten 3: Kurzzeit-Interventionsmöglichkeiten (nach King et al., 2013)

- Häufigere Therapiesitzungen, die
  - direkte Unterstützung durch persönlichen Kontakt bieten.
  - hilfreich bei der Lösung von aktuellen Problemen sind.
  - Bewältigungsfertigkeiten verbessern können.
  - eine engmaschigere Risikoeinschätzung ermöglichen.
- Telefonische Erreichbarkeit gewährleisten.
- Elterliche Überwachungs- bzw. Kontrollmöglichkeiten ermöglichen bzw. ggf. erhöhen.
- Abbau der aktuellen Belastungen und Stressoren.

Während es bislang um Zugangsmöglichkeiten vom Therapeuten zum Patienten ging, kann als weitere Maßnahme auch der Zugang von Seiten des Patienten bzw. seiner Eltern zum Therapeuten erweitert und vereinfacht werden. Die Erreichbarkeit auszuweiten (und ggf. klarer und eindeutiger festzulegen) bietet bessere und schnellere Interventionsmöglichkeiten in Krisensituationen. Dies bedeutet nicht eine „Dauererreichbarkeit" des Therapeuten, sondern bezieht sich auf vorher festgelegte Zeiten, außerhalb derer andere Personen bzw. Institutionen erreicht werden können. Beispielsweise können telefonisch konkrete, vorher vereinbarte Handlungsschritte initiiert werden. Die zeitliche Ausweitung der Erreichbarkeit hat natürlich Grenzen und wird – im Notfallplan festgelegt – ergänzt durch andere Kontaktmöglichkeiten bis hin zur Notaufnahme (King et al., 2013).

Ob und in welcher Form die Eltern in das Notfallmanagement miteinbezogen werden können, sei es als Ansprechpartner für die Patienten in Krisen oder als Helfer in konkreten Belastungssituationen, hängt davon ab, ob sie „Teil des Problems" sind. Sofern sie in die Risikoüberwachung miteinbezogen werden, kann dies mit dem jugendlichen Autonomiebestreben unvereinbar sein. Ein Mehr an elterlicher Kontrolle und Einschränkung kann Reaktanz hervorrufen und das Gegenteil von dem bewirken, was intendiert war (King et al., 2013).

Schutz und Überwachung des Patienten

Aufnahme auf eine besonders geschützte Station

Liegt die Indikation für eine stationäre Krisenintervention vor, z. B. wenn sich der Patient nicht von akuter Suizidalität distanziert ist, muss der Patient auf eine besonders geschützte Station (geschlossene Station) aufgenommen werden. Sollte der Patient oder auch die Eltern bzw. Sorgeberechtigen hierzu nicht ihr Einverständnis geben, bedarf es der Einbeziehung des Jugendamtes (vgl. auch L10, Kapitel 2.2.2).

Bevor ein Patient, der vom Arzt als suizidal eingeschätzt worden ist, auf eine geschützte Station aufgenommen wird, sollte überprüft werden, ob er potenziell für ihn gefährliche Gegenstände mit sich führt, mit denen er sich auf Station gefährden könnte. Günstig ist, wenn die geschützte Station einer kinder- und jugendpsychiatrischen Klinik über eine sogenannte „Schleuse" verfügt. Hier kann dann nach möglichen Stichwerkzeugen, Messern, Rasierklingen, Feuerzeugen, Medikamenten und möglichen toxischen Substanzen geschaut werden, ohne dass der Patient sich schon auf der eigentlichen Station befindet.

Ist der Patient sehr angespannt, verzweifelt und wird als hoch akut suizidal eingeschätzt, benötigt er nicht selten eine angst- und/oder spannungslösende Medikation (vgl. auch L17, Kapitel 2.2.9).

Auf einigen besonders geschützten Station besteht häufig auch die Möglichkeit, den Patienten in einem besonderen Beobachtungzimmer unterzubringen. Prinzipiell sollte ein als hoch akut suizidal eingeschätzter Patient auch weitere potenziell für einen Suizidversuch geeignete Gegenstände abgeben, wie z. B. Gürtel oder längere Schnürsenkel. Bewährt hat sich auch, gerade wenn es sich um eine größere geschlossene Einheit handelt, den Patienten mit einem Meldeprotokoll und einem Wecker zu versehen und ihn anzuleiten, sich z. B. alle 15 Minuten selbstständig beim Pflege- und Erziehungsdienst der Station zu melden. Dies verhindert, gerade wenn auf der Station viel Betrieb herrscht, dass der als akut suizidal eingeschätzte Patient vom Pflege- und Erziehungsdienst aus den Augen verloren wird.

Beziehungsaufbau

Haltung des Therapeuten wichtig

In der Krisenintervention geht es noch nicht um den Aufbau einer längerfristigen therapeutischen Beziehung. Ziel ist es, mit dem Patienten so in Beziehung zu treten, dass es diesem möglich wird, Auskunft über seine aktuelle seelische Befindlichkeit zu geben. In dieser Situation kommt der Haltung des Arztes oder Therapeuten eine große Bedeutung zu. Diese sollte von einer empathischen Zuwendung dem Patienten gegenüber getragen sein. Die Haltung sollte wertschätzend sein und der Arzt sollte signalisieren, dass er bereit ist zur Anteilnahme, aber auch zu einer situationsadäquaten Grenzsetzung.

Form der Gesprächsführung von großer Bedeutung

Die Gesprächsführung sollte in folgender Weise gestaltet werden (vgl. L9, Kapitel 2.2.1):

- Heikles benennen wie:
  - Suizidvorstellungen, -vorbereitungen, Abschiedsbriefe.
  - Vorstellung der Folgen des Suizids in der Familie, im sonstigen persönlichen Umfeld.
  - Mit Informationen von Dritten über gefährdende Handlungen oder Pläne konfrontieren (SMS, Chatinhalte, Äußerungen, Androhungen, Briefe, Internetrecherche usw.).
- Ambivalenz ansprechen:
  - Patient ist zwischen Suche nach Hilfe und Abwehr der Hilfe hin- und hergerissen.
- Überprüfung bestehender dysfunktionaler Annahmen und Überzeugungen:
  - Die Aussage infrage stellen, dass es keine Lösung und keinen Ausweg für das bestehende Problem gibt.
  - Katastrophisierungen relativieren.
- Verborgenen Appell beachten:
  - Der Arzt oder Therapeut zeigt dem Patienten, dass er seine Suizidalität als Ausdruck einer seelischen Not erkennt.
  - Wut, Ärger und Aggression ansprechen und zulassen.
  - Verständnisvoll aufnehmen, jedoch nicht verstärken; Fremd- und Selbstbeschuldigungen taktvoll unterbrechen.
  - Würdigung von Schuld, Verlust, Kränkung.
- Würdigung von Beziehungsverantwortung:
  - Verdeutlichung der wichtigen Bedeutung des suizidalen Menschen für seine Angehörigen.
  - Würdigung des verborgenen Problemlöseversuches.
  - Verständnis für den Gedanken oder Impuls zeigen, als unerträglich Empfundenes durch Suizid zu unterbrechen, *ohne* den Suizid gutzuheißen.

Emotionale Stabilisierung

Ein großer Teil der Jugendlichen, der aufgrund emotionaler Konflikte und hier insbesondere unter Beziehungsproblemen leidet und deshalb suizidale Gedanken durchlebt, ist durch die Aufnahme auf einer besonders geschützten Station entlastet. Die Aufnahme führt zu einer Endaktualisierung und zur ersten emotionalen Entlastung und Entspannung des Patienten. In dieser Phase profitiert auch ein Teil der Patienten von einer medikamentösen Therapie, z.B. durch Benzodiazepine (vgl. L17, Kapitel 2.2.9).

Sonneck und Mitarbeiter (2012) empfehlen eine rasche Kontaktaufnahme zum Patienten und ein aktives Vorgehen des Therapeuten, um zu einer zeitnahen emotionalen Stabilisierung zu gelangen. Dabei sollte im Rahmen dieser Krisenintervention eine Methodenflexibilität gewährleistet werden. So raten die Autoren dazu, soziale, psychologische und biologisch-medikamentöse therapeutische Ansätze zu kombinieren. Im Patientenkontakt sollte der Schwerpunkt auf die aktuelle Lebenssituation gelegt werden sowie auf mögliche aktuelle Ereignisse, die zu der Krise mit einer bestehenden Suizidalität geführt haben. Weitere wichtige Prinzipien bei Sonneck und Mitarbeitern (2012) sind die Einbeziehung der Umwelt gerade im Hinblick auf mögliche Ressourcen, die emotionale Entlastung und die interprofessionelle Zusammenarbeit der Helfersysteme. Das Kriseninterventionskonzept „BELLA“ (Sonnek et al., 2012) gliedert sich wie folgt:

Kriseninterventionskonzept nach dem „Bella“-Prinzip

- *Beziehung aufbauen:* Schaffe einen einladenden Anfang, höre dem Klienten aufmerksam und einfühlsam zu, vermittle dem Klienten, dass du ihn ernst nimmst und dass du dir seiner Schwierigkeiten bewusst bist.
- *Erfassen der Situation:* Befasse dich mit den Gründen des Kommens, mit dem Krisenanlass und den davon unmittelbar Betroffenen, mit der derzeitigen Lebenssituation und mit möglichen Veränderungen.
- *Linderung von Symptomen:* Gehe auf die emotionale Situation des Klienten ein, z.B. Panik, Depression. Versuche, den Klienten zu entlasten, sich ordnen zu lassen, durch Übungen zu entspannen und, falls notwendig, auch medikamentös unterstützt zu entspannen.
- *Leute einbeziehen, die unterstützen:* Versuche, Hilfesysteme des Klienten von ihm einsetzen zu lassen und, wenn notwendig, auch Hilfssysteme wie Selbsthilfegruppen/Institutionen zu integrieren.
- *Ansatz zur Problembewältigung:* Verhilf dem Klienten, das eigentliche Problem zu definieren, Widersprüchlichkeit zu sehen, die gefühlsmäßige und reale Bedeutung des Problems zu erfassen und sich für Veränderungen zu entscheiden.

Motivationsaufbau für weitere Behandlungsschritte

Motivationsaufbau für eine Therapie schon in der Krise beginnen

Stellt sich im Rahmen der Krisenintervention heraus, dass der suizidale Patient mehr therapeutische Unterstützung benötigt, bedarf er motivationsfördernder Gespräche, um sich für eine nachfolgende Behandlung zu entscheiden. In den letzten Jahren wurden insbesondere Therapieprogramme entwickelt, die einen verhaltenstherapeutisch-familientherapeutischen Schwerpunkt haben. Zu diesem Themenbereich liegen mittlerweile auch zwei ausführliche Reviews vor (Brent et al., 2013; Kapusta et al., 2014). Gerade dem frühzeitigen Motivationsaufbau vor Einstieg in eine therapeutische Behandlung kommt dabei große Bedeutung zu (Stanley et al., 2009).

Nach Teismann und Dorrmann (2014) sind folgende Aspekte, gerade im Hinblick auf einen Motivationsaufbau, für eine therapeutische Intervention und Entscheidung für ein „Weiterleben" wichtig:

- Dem Patienten ausreichend Zeit geben und ihn dazu motivieren, seine Gründe für das Sterben zu betrachten.
- Exploration der Gründe für ein „Weiterleben" und gegen das Sterben.
- Gemeinsam mit dem Patienten Gründe oder Voraussetzungen suchen, die das Leben wieder lebenswert machen könnten.
- Bedingungen besprechen und bearbeiten, die sich dafür ändern müssten.

2.2.6 Mittelfristige-/längerfristige stationäre Behandlung

Auch wenn unter Sicherheitsaspekten der stationären Krisenintervention und der stationären Kurzzeitbehandlung besondere Bedeutung im Rahmen eines Gesamtbehandlungsprozesses zukommt, gibt es auch Bedingungen, die einen mittel- bis längerfristigen Aufenthalt sinnvoll machen können. An erster Stelle ist dabei die fortlaufende Risikoeinschätzung unter kontrollierten Bedingungen zu nennen. Das Setting kann dabei so flexibel gestaltet werden, dass eine schrittweise, sukzessive Annäherung an die normale Lebenssituation außerhalb der Klinik vorgenommen werden kann. Dies kann über Beurlaubungen, Belastungserprobungen oder auch eine teilstationäre Behandlungsphase geschehen. Inhaltlich lassen sich diese Schritte aus der Klinik heraus mit unterschiedlichen Anforderungen ausgestalten, sodass eine fortlaufende Realitätstestung erfolgen kann. Im Falle von schwierigen symptomaufrechterhaltenden Lebenssituationen kann Zeit gewonnen werden, die jeweiligen Umstände und Probleme zu klären. Insbesondere bei zwischenmenschlichen Konflikten kann die „Trennung" der Konfliktpartner, die Distanzierung der Beteiligten sehr hilfreich sein. Auch die Behandlung von weiteren psychopathologischen Symptomen bzw. von komorbiden Störungen kann eine längere vollstationäre Behandlung erfordern. Und nicht zuletzt kann während des stationären Aufenthaltes die längerfristige Psychotherapie begonnen werden, die im ambulanten Setting fortgesetzt werden kann. Angesichts der Motivationsprobleme von jugendlichen Suizidalen bietet das stationäre Setting gute Möglichkeiten, Therapiemotivation zu fördern und zu überprüfen. Für eine anschließende ambulante Weiterbehandlung können somit wesentliche Grundlagen geschaffen und Vorbereitungen getroffen werden. Die „eigentliche" psychotherapeutische Behandlung beinhaltet dann Schritte und Techniken, deren Einsatz sowohl unter stationären wie ambulanten Bedingungen möglich ist. Dieses Vorgehen wird im Folgenden beschrieben.

Fortlaufende Risikoeinschätzung

Komorbide Störungen einbeziehen

L14 **Leitlinie 14: Mittelfristige-/längerfristige stationäre Behandlung**

- Die Indikation für eine mittelfristige-/längerfristige Behandlung auf einer offenen Station ist gegeben, wenn
  - für den stationären Bereich eine Distanzierung von akuter Suizidalität vorliegt,
  - Hoffnungslosigkeit und Verzweiflung weiter bestehen,
  - eine psychische Störung vorliegt, die im Zusammenhang mit der Suizidalität steht (z. B. Depression),
  - ein noch nicht aufgelöster Konflikt im zwischenmenschlichen Bereich fortbesteht, der mitverantwortlich für die Suizidalität ist,
  - der Patient in einem ressourcenarmen, destabilisierenden familiären Umfeld lebt.
- Maßnahmen im stationären Setting beinhalten
  - die Kontaktaufnahme und -gestaltung zu Personal und Mitpatienten (z. B. Einbeziehung in gruppentherapeutische Aktivitäten),
  - die weitergehende diagnostische Abklärung (z. B. Komorbiditäten) und
  - die Vorbereitung auf die poststationäre Zeit durch die zunehmende Einbeziehung des Umfeldes (Familie, Schule etc.).
  - Beginn einer psychotherapeutischen Behandlung.

Indikation für eine mittelfristige-/längerfristige stationäre Behandlung

Ist der Patient soweit von akuter Suizidalität oder nach Suizidversuch distanziert, stellt sich die Frage, ob der Patient direkt in ein ambulantes Behandlungssetting überführt werden kann oder ob er noch einer weiterführenden stationären oder auch teilstationären Behandlung Bedarf. Basis für diese Einschätzung ist erneut die Risikoabschätzung im Hinblick auf eine akute Suizidalität (vgl. Leitlinie L9, Kapitel 2.2.1).

Auch für eine weiterführende Behandlung, z. B. auf einer offenen Station, ist es elementar wichtig, dass der Patient sich von akuter Suizidalität distanzieren oder zumindest glaubhaft vermitteln kann, dass er aktuell die Entscheidung, ob er sich suizidieren soll oder nicht, aufgeschoben hat. Dies gelingt z. B. Patienten recht gut, bei denen die Gründe für die Suizidalität im Sinne einer akuten Belastungsreaktion im Umfeld des Freundeskreises oder der Familie liegen. Hierbei handelt es sich sehr häufig um interpersonale Konflikte, die zum Auftreten oder der Zunahme der Suizidalität führen. Ein großer Teil dieser Patienten kann z. B. zusichern, dass es im stationären Setting zu keinem Suizidversuch kommen wird, kann aber bei sofortiger Rückführung in die Familie dies nicht garantieren. Faktoren, die für eine weiterführende Behandlung auf einer offenen Station sprechen, sind folgende:

Wann ist eine Behandlung auf einer offenen Station möglich?

- Distanzierung von akuter Suizidalität für den stationären Bereich.
- Eine weiterbestehende Hoffnungslosigkeit und/oder Verzweiflung.

- Vorliegen einer psychischen Störung, die im Zusammenhang mit der Suizidalität steht, z. B. Depression.
- Ein noch nicht aufgelöster Konflikt im zwischenmenschlichen Bereich, der mitverantwortlich für die Suizidalität ist.
- Ein ressourcenarmes, destabilisierendes familiäres Umfeld.

Patienten, die sich von akuter Suizidalität distanzieren können, aber nach der Krisenintervention noch so belastet sind, dass eine ambulante Weiterbehandlung noch nicht sinnvoll ist, bedürfen einer weiterführenden Behandlung. Verfügt das familiäre Umfeld über stützende und stabilisierende Ressourcen und ist kooperationsbereit, ist in vielen Fällen auch eine teilstationäre Weiterbehandlung möglich.

Wenn vorhanden, psychiatrische Grunderkrankung behandeln

Stellt sich im Rahmen der Krisenintervention in der Diagnostik heraus, dass der Patient unter einer ausgeprägten psychischen Störung leidet, sollte hier ebenfalls eine den Leitlinien getreue Fortsetzung der Behandlung erfolgen. Dies gilt insbesondere dann, wenn beim Patienten z. B. eine ausgeprägte depressive Störung vorliegt (vgl. Leitfaden Kinder- und Jugendpsychotherapie Depression; Ihle et al., 2012).

Wenn für die akute Suizidalität oder den Suizidversuch z. B. ein zwischenmenschlicher Konflikt verantwortlich ist, gilt es, diesen im „Schutz" der stationären Behandlung zu besprechen, zu bearbeiten und, wenn möglich, aufzulösen. Häufige Belastungen oder Konflikte bei Jugendlichen sind z. B. die Beendigung einer Freundschafts-/Liebesbeziehung oder der Verlust einer emotional wichtigen Person, z. B. durch Tod nach Krankheit oder Unfall. Bestehen in der Familie oder im sozialen Freundeskreis Ressourcen, so ist der Einbezug von Familie und Freunden im Allgemeinen vorteilhaft und hilfreich zur Prävention weiterer Suizidversuche (Cheng & Chan, 2007).

Maßnahmen im stationären Setting

Auf der Station befindet sich der Patient im hochfrequenten Kontakt mit dem Pflege- und Erziehungsdienst. Hier steht die weitere Beobachtung, aber auch Betreuung und Anbindung des Patienten im Vordergrund. Die Station stellt somit einen schutzbietenden Raum dar, in dem der Patient sich weiter emotional stabilisieren kann.

Des Weiteren wird der Patient bzgl. einer vorliegenden primären psychischen Störung untersucht, z. B. einer Depression oder einer emotionalinstabilen Persönlichkeitsstörung. Auf Station findet darüber hinaus eine Integration in stationäre Gruppen statt, um zu verhindern, dass der Patienten sich zurückzieht und Kontakte mit dem Team und den Mitpatienten vermeidet.

Von großer Bedeutung gerade bei Patienten, die einen Suizidversuch durchgeführt haben oder unter suizidalen Gedanken leiden, ist die Kontaktaufnahme zu Fachtherapeuten. Insbesondere Fachtherapien wie Ergotherapie, Kunsttherapie, Bewegungstherapie und Musiktherapie haben eine große Bedeutung. Vielen Patienten fällt es vor allem nach einem Suizidversuch deutlich leichter, nonverbal, z.B. über Entspannungsmaßnahmen oder durch Musik, in die ersten therapeutischen Kontakte einzutreten. Immer größere Bedeutung kommt im stationären Setting nun auch der Arbeit mit der Familie und dem sozialen Umfeld zu. Ging es im Rahmen der Krisenintervention noch sehr um Beruhigung und Stabilisierung, muss die Familie jetzt immer stärker in Diagnostik und Therapie einbezogen werden. Gemeinsames Ziel von Therapeut, Patient und Familie sollte es sein, über die Bewältigung der suizidalen Krise hinaus die möglicherweise zugrunde liegende Problematik zu erkennen und zu behandeln. Es gilt unter anderem zu klären, welche Unterstützung und Hilfen das familiäre Umfeld benötigt. Der Bogen spannt sich hier von einzelnen aufklärenden Familiengesprächen bis hin zu familientherapeutischen Ansätzen und Hilfen durch die ambulante und stationäre Jugendhilfe.

Fachtherapeutische Maßnahmen frühzeitig einsetzen

Beginn einer psychotherapeutischen Behandlung

Die Psychotherapie im stationären Setting basiert auf einzeltherapeutischen, familientherapeutischen und gruppentherapeutischen Ansätzen und Verfahren. Im Vordergrund psychotherapeutischer Behandlungen im stationären Setting steht zunächst die Konfliktentlastung und die Behandlung einer möglicherweise zugrunde liegenden schweren kinder- und jugendpsychiatrischen Erkrankung. Zu Beginn sollte die Psychotherapie stützende und stabilisierende Elemente enthalten. Dabei geht es um den Aufbau und die Gestaltung eines strukturierten Alltags und um eine vom Therapeuten initiierte und begleitete „Verankerung" in einer neugestalteten (das Suizidrisiko minimierenden) Realität. Es folgt eine Klärung der nächsten antisuizidalen Lebensziele. Darüber hinaus sollten dem Patienten ermutigende und entlastende Erfahrungen ermöglicht werden. Im Mittelpunkt der psychotherapeutischen Bemühungen sollte die Entschärfung einer möglichen Überforderungssituation oder Konfliktlage stehen (Warnke, 2008).

Frühzeitige Konfliktentlastung

Modifiziert nach Bronisch und Hegerl (2011) sind folgende Leitsätze für einen erfolgreichen psychotherapeutischen Umgang handlungsleitend:

- Suizidversuche basieren gerade bei Kindern und Jugendlichen häufig auf sehr subjektiven Bilanzen des eigenen Lebens, die meistens korrigiert werden können.

- Dem Kind und Jugendlichen gilt es zu verdeutlichen, dass ein Suizid etwas ist, was nicht rückgängig gemacht werden kann.
- Fast jede suizidale Handlung, gerade bei Kindern und Jugendlichen, enthält als ein wesentlicher Bestandteil einen „Hilferuf" und einen Appell an menschliche Bindungen.
- Ein Suizidversuch ist immer ernst zu nehmen. Auch bei hoch demonstrativem Verhalten sollte therapeutisch gehandelt werden.
- Der Therapeut sollte für den Patienten stellvertretend Hoffnung signalisieren können.
- Kein Therapeut kann jeden Patienten langfristig von einem Suizidversuch oder Suizid abhalten. Es gibt keine absolute Sicherheit.

2.2.7 Rahmenbedingungen/Voraussetzungen für eine Behandlung im ambulanten Setting

Unabhängig davon, ob der Patient nach einem kurzen, kriseninterventionsmäßigen stationären Aufenthalt, einer längeren stationären psychotherapeutischen Behandlung oder direkt nach einem Erstgespräch eine ambulante Therapie beginnt, gelten für das ambulante Setting dieselben Rahmenbedingungen und Voraussetzungen.

L15 | Leitlinie 15: Rahmenbedingungen/Voraussetzungen für eine Behandlung im ambulanten Setting

- Die Kontakt- und Beziehungsgestaltung sollte durch Offenheit, Verlässlichkeit, Transparenz, Vertrauen und Kooperationsbereitschaft geprägt sein (vgl. Leitlinie L8).
- „Suizidalitäts-Absprachen" und „Non-Suizid-Verträge" sollten folgende Komponenten enthalten: Eine explizite verbindliche Erklärung, in der der Patient sich verpflichtet, sich nicht selbst zu verletzen oder sich selbst zu töten; Angaben zur (Gültigkeits-)Dauer der Vereinbarung; die Festlegung von Schritten und Maßnahmen für den Fall einer Krise sowie der Verantwortlichkeiten von Therapeut und Patient.
- Notfall- bzw. Sicherheitspläne können Bestandteil eines „Vertrages" sein, sollten aber – auch wenn dies nicht in Vertragsform geschieht – in jedem Fall formuliert werden (vgl. Leitlinie L12 und Abbildung 9).

Kontakt- und Beziehungsgestaltung

Die (Arbeits-)Beziehung muss durch ein Ausmaß an Offenheit, Verlässlichkeit, Vertrauen und Kooperationsbereitschaft gekennzeichnet sein, was eine möglichst zuverlässige Einschätzung des Suizidrisikos jederzeit möglich macht. Alle weiteren Vereinbarungen und Absprachen sind davon abhängig und werden davon getragen (für eine ausführlichere Darstellung zum Thema Kontakt- und Beziehungsgestaltung vgl. Leitlinie L9 in Kapitel 2.2.1).

„Suizidalitäts-Absprachen" und „Non-Suizidverträge"

Der Terminus „Vertrag" hat in diesem Zusammenhang keine rechtliche Konnotation, die praktisch, d.h. im Kontakt mit dem Patienten, natürlich nicht gegeben und auch nicht erforderlich ist. Die Vorstellung, per schriftlichem „Vertrag" zu Beginn einer Therapie suizidale Handlungen für die Dauer der Therapie „rechtswirksam" durch Unterschrift ausschließen zu können, ist natürlich eine Fiktion, die der psychopathologischen Realität eines Patienten nicht gerecht wird. Sinnvollerweise spricht man besser von „Absprache" oder „Vereinbarung", die je nach Alter und Entwicklungsstandes eines Patienten unterschiedlich differenziert ausgestaltet und formuliert sein können. Inhaltlich geht es dabei darum, auf der Basis der therapeutischen Beziehung eine „zwischenmenschliche Verbindlichkeit" herzustellen, die dem Patienten für einen kurzen Zeitraum (in der Regel wenige Tage bis zu einem Folgetermin) Sicherheit vermittelt und die Bereitschaft abverlangt, nicht direkt (suizidal) zu handeln, sondern bis zum nächsten Termin durchzuhalten und ggfs. zuvor vereinbarte Strategien und Techniken einzusetzen, um diesen Zeitraum (lebend und nicht selbstschädigend) „zu überstehen".

Für und Wider von Non- bzw. Anti-Suizidverträgen

Der Einsatz von Non- bzw. Anti-Suizidverträgen wird unterschiedlich bewertet. Klinische Erfahrungen sprechen aber dafür, dass ein derartiger „Vertrag" bzw. eine Vereinbarung durchaus hilfreich sein kann.

Mit Rudd und Mitarbeitern (2006b) kann ein Non-Suizidvertrag definiert werden als eine Vereinbarung zwischen Patient und Therapeut, in der der Patient sich verpflichtet, sich nicht zu suizidieren oder selbst zu verletzen, und/oder sich bereit erklärt, Hilfe zu suchen, wenn er in einen suizidalen Zustand gerät und sich nicht mehr in der Lage sieht, die in der Vereinbarung getroffenen Absprachen einzuhalten.

Nach Rudd und Mitarbeitern (2006b) bestehen Non-Suizidverträge im Allgemeinen aus folgenden Komponenten:

- Einer expliziten Erklärung, in der der Patient sich verpflichtet, sich nicht selbst zu verletzen oder sich selbst zu töten;
- spezifische Einzelheiten über die (Gültigkeits-)Dauer der Vereinbarung;

- einem Kontingenzplan, in dem für den Fall, dass eine Krise entsteht, die die Einhaltung der Vereinbarung seitens des Patienten gefährdet, Schritte und Maßnahmen für diesen Fall enthalten sind;
- des Weiteren werden die spezifischen Verantwortlichkeiten von Patient und Therapeut festgelegt.

Im Hinblick auf die dürftige Datenlage bezüglich der Wirksamkeit von Non-Suizidverträgen sollten nach Rudd und Mitarbeitern (2006b) zwei wesentliche Bedingungen erfüllt sein, wenn mit derartigen Vereinbarungen gearbeitet wird. Zum ersten sollte nicht der medico-legale Begriff „Vertrag" verwendet werden, sondern ein umfassenderes, breiteres Konstrukt. Zum zweiten sollte dieses Konstrukt einen konzeptuellen Rahmen bieten, in dem derartige Vereinbarungen als klinische Intervention, als Teil eines breiteren Behandlungsansatzes zu sehen sind, der eingebettet ist in eine umfassende theoretisch begründete Behandlungsstrategie.

„Commitment-to-treatment-statement (CTS)"

Sind diese beiden Bedingungen erfüllt, dann empfehlen Rudd und Mitarbeiter (2006b) durchaus den Einsatz eines „Commitment-to-treatment-statement (CTS)". Dieses „Commitment" ist definiert als eine Vereinbarung zwischen Patient und Therapeut, in der der Patient sich bereit erklärt, im Therapieprozess mitzuarbeiten und am Leben zu bleiben. Dies wird inhaltlich durch folgende Faktoren zu erreichen versucht:

1. Die Rollen, Verpflichtungen und Erwartungen sowohl von Therapeut als auch von Patient werden im Rahmen der Behandlung klar benannt und formuliert.
2. Alle Aspekte der Behandlung einschließlich eines potenziellen Suizids werden offen und ehrlich kommuniziert und
3. der Zugang zu klar benannten und aufgelisteten Notfallhilfen und Notfallinstitutionen in Krisenzeiten wird sichergestellt.

Die Autoren betonen ausdrücklich, dass durch eine derartige Vereinbarung die „Option Suizid" nicht ausgeschlossen wird, sondern dass der Patient durch ein derartiges Commitment eine Verpflichtung zum Leben und zu einer Mitarbeit in der Behandlung und zum Aufsuchen von Notfallinstitutionen macht. Ein Beispiel für eine derartige CTS wird von Rudd und Mitarbeitern (2004) vorgeschlagen (vgl. Abbildung 10).

Schriftliche Behandlungsvereinbarung hilfreich

Für die praktische Umsetzung empfehlen die Autoren, diese Vereinbarung handschriftlich und in individualisierter Form abzufassen, d.h. keine vorformulierten und vorgedruckten Formulare zu verwenden. Die Mitunterschrift eines „Zeugen", der in der Regel ein Familienmitglied sein wird, soll ein höheres Maß an Verbindlichkeit und sozialer Einbindung gewährleisten.

M04 Behandlungsvereinbarung

Ich ______________________________ [Name] erkläre mich dazu bereit, aktiv im Behandlungsprozess mitzuarbeiten.

Diese aktive Mitarbeit in der Behandlung beinhaltet folgende Punkte:

1. Regelmäßiger Besuch der Therapiesitzungen (oder rechtzeitige Information an die Therapeutin/den Therapeuten, wenn ich nicht daran teilnehmen kann).
2. Die Formulierung von Behandlungszielen.
3. Die offene und ehrliche Äußerung meiner Meinungen, Gedanken und Gefühle gegenüber meiner Therapeutin/meinem Therapeuten (sowohl was negative als auch was positive Gedanken betrifft, aber vor allem auch meine negativen Gefühle).
4. Eine aktive Teilnahme an den Therapiesitzungen.
5. Die Umsetzung und Mitarbeit bei Hausaufgaben.
6. Sofern erforderlich, die regelmäßige Einnahme meiner Medikamente.
7. Das Ausprobieren von neuen Verhaltensweisen und neuartigen Umgangsweisen mit bestimmten Dingen.
8. Den Einsatz meines Kriseneinsatzplanes, sofern dies erforderlich ist (und in den Krisenkarten aufgeführt ist).

Ich erkenne an, dass eine erfolgreiche Behandlung von dem Ausmaß an Energie und Aufwand abhängt, das ich bereit bin, einzubringen. Wenn ich das Gefühl habe, dass die Behandlung nicht hilft, erkläre ich mich bereit, dies mit meiner Therapeutin/meinem Therapeuten zu besprechen und zu einer Lösung dieser Probleme beizutragen.

Zusammenfassend erkläre ich mich damit bereit, am Leben zu bleiben.

Diese Vereinbarung gilt für die nächsten drei Monate und wird dann neu verhandelt und ggf. verändert.

Unterschrift: ______________________________ Datum: ________________

Zeuge: ______________________________

Abbildung 10: Behandlungsvereinbarung (in Anlehnung an Rudd et al., 2004)

Notfall- bzw. Sicherheitspläne

Hinweise zum Vorgehen bei der Erstellung von Notfall- bzw. Sicherheitsplänen können Kapitel 2.2.4 (vgl. L12 Krisenintervention/Risikomanagement) entnommen werden.

Hilfreiche Materialien:

- Eine Vorlage für eine *Behandlungsvereinbarung* findet sich in M04 (vgl. S. 132 in Kapitel 4).
- Eine Vorlage für einen *Sicherheitsplan* wird in M05 vorgestellt (vgl. S. 133 in Kapitel 4).

2.2.8 Ambulante Psychotherapie

Stationäre Maßnahmen – ob nun kurz- oder langfristig – betonen zwangsläufig stark Umfeld- und Setting-Variablen und stellen diese in den Vordergrund. Das vorrangige Behandlungsziel heißt „Schadensbegrenzung“, d.h. die Verhinderung eines (erneuten) Suizidversuchs bzw. eines erfolgreichen Suizids. Natürlich kann (und wenn möglich sollte) die Einzelpsychotherapie schon unter stationären Bedingungen beginnen, in der Regel liegt der Schwerpunkt einer psychotherapeutischen Behandlung aber im ambulanten Setting. Stationär sollten die motivationalen Voraussetzungen für eine ambulante Behandlung bzw. für die Fortführung einer stationär begonnen Psychotherapie unter ambulanten Bedingungen geschaffen werden.

L16 Leitlinie 16: Ambulante Psychotherapie

- (Ambulante) Kurzzeit-Interventionsmöglichkeiten beinhalten settingspezifische Maßnahmen, wie einen intensiveren persönlichen Kontakt durch häufigere Therapiesitzungen und eine bessere (telefonische) Erreichbarkeit des Therapeuten sowie die direkte Einbeziehung der Eltern und den Abbau von akuten Belastungen und Stressoren (vgl. auch Kapitel 2.2.5).
- Die (längerfristige ambulante) Psychotherapie orientiert sich am diagnostisch-therapeutischen Prozess der Verhaltenstherapie und umfasst die Schritte: (1) Beziehungsaufbau und Etablierung eines Arbeitsbündnisses, (2) Erarbeitung eines Störungsmodells bzw. Fallkonzeptes als Behandlungs- und Entscheidungsgrundlage, (3) die Formulierung von Behandlungszielen und die Ableitung von therapeutischen Techniken, (4) die Durchführung der vereinbarten Techniken und Maßnahmen sowie (5) die Evaluation und gegebenenfalls die Anpassung und Modifikation der Interventionen.

Ambulante Kurzzeit-Interventionsmöglichkeiten

Postakute Folgemaßnahmen

Kurzfristige Interventionen, die über das Akutstadium hinaus den Patienten engmaschig begleiten, sind deshalb erforderlich, weil eine längerfristig angelegte ambulante Psychotherapie und auch eine medikamentöse Behandlung erst nach einiger Zeit ihre Wirkung entfalten können (vgl. hierzu auch Kapitel 2.2.5 und Kasten 3 auf S. 89). Auch für diejenigen Patienten, die zu weitergehenden Behandlungen nicht bereit bzw. fähig sind, sind postakute Folgemaßnahmen indiziert.

Ziel in der postakuten Phase ist es, den Patienten zu (unter) stützen und zu stabilisieren. Soweit als möglich sollte eine aktive Problemlösung für die aktuellen Schwierigkeiten und Stressoren angestrebt und die Bewältigungsfertigkeiten sollten gestärkt werden. Bewährt hat sich hierzu, die Häufigkeit der Therapiesitzungen zu erhöhen. Die häufigeren Therapiesitzungen und die damit verbundene Intensivierung des persönlichen Kontakts wird sowohl von den Patienten als auch von ihren Eltern als Unterstützung wahrgenommen. Die Erreichbarkeit des Therapeuten auszuweiten und zu vereinfachen (klar und eindeutig festlegen), bietet zudem die Möglichkeit zu engmaschigeren Risikoeinschätzungen und damit zu schnelleren Interventionsmöglichkeiten in Krisensituationen. Beispielsweise können telefonisch konkrete, vorher vereinbarte Handlungsschritte (z. B. Kontakt zu bestimmten Personen aufnehmen; Einsatz von vorher entwickelten Emotionsregulationsstrategien) initiiert werden. Die zeitliche Ausweitung der Erreichbarkeit hat natürlich Grenzen und wird – im Sicherheitsplan festgehalten – ergänzt durch andere Kontaktmöglichkeiten bis hin zur Notaufnahme (King et al., 2013, vgl. hierzu auch Kapitel 2.2.4 und Abbildung 9).

Längerfristige ambulante Psychotherapie

Die einzelnen Schritte bzw. Komponenten des ambulanten Vorgehens orientieren sich am diagnostisch-therapeutischen Prozess, wie er für die Verhaltenstherapie formuliert worden ist (vgl. Margraf & Schneider, 2009; Quaschner, 2006). Sie beinhalten folgende Schritte:

Diagnostisch therapeutischer Prozess

1. Beziehungsaufbau bzw. -stabilisierung, Schaffung eines Arbeitsbündnisses.
2. Gemeinsames Erarbeiten eines Störungsmodells bzw. Fallkonzeptes als Grundlage für die zu treffenden Behandlungsentscheidungen.
3. Gemeinsame Formulierung von (Behandlungs-)Zielen und Ableitung von Techniken und deren Abfolge und Abstimmung aufeinander (abgeleitet aus dem Störungsmodell/Fallkonzept und unter Berücksichtigung der o. g. Indikationskriterien).
4. Durchführung der therapeutischen Maßnahmen in aufeinander abgestimmten Schritten.

5. Evaluation der Therapiemaßnahmen und gegebenenfalls deren Änderung, Anpassung, Modifikation.

Beziehungsaufbau bzw. -stabilisierung, Schaffung eines Arbeitsbündnisses

Die Besonderheiten der therapeutischen Beziehung in der Behandlung suizidaler Patienten wurden bereits ausführlich abgehandelt (vgl. Kapitel 2.2.1). Als Grundlage und Folie, auf der sich das gesamte therapeutische Geschehen abspielt, sind sie unverzichtbar und bei allem, was therapeutisch geschieht, mit zu berücksichtigen. Ohne angemessene Absprachefähigkeit und Verlässlichkeit ist das ambulante Setting nicht tragfähig. Einschränkend sei aber noch darauf hingewiesen, dass die Zusicherung absoluter Vertraulichkeit beim Thema „Suizidalität" nicht möglich ist.

Ein weiterer wichtiger Aspekt des Arbeitsbündnisses ist die Behandlungsmotivation. Diese sollte nicht nur vor der Behandlung oder am Behandlungsbeginn thematisiert werden, sondern fortlaufend im Auge behalten und insbesondere in „schwierigen" Phasen der Therapie in den Fokus gestellt werden. Leidensdruck, Stimmungen und Lebensumstände verändern sich andauernd und führen zu Fluktuationen in der Kooperationsbereitschaft. Ein wichtiges Element zur Förderung von Mitarbeit und Motivation besteht darin, die Transparenz des Vorgehens herzustellen, d.h. den Patienten und alle anderen Beteiligten zu informieren und die geplanten Maßnahmen zu erläutern. Dies hat natürlich unter Berücksichtigung von Alter und Entwicklungsstand bzw. psychopathologischer Gesamtverfassung zu geschehen. Transparenz ermöglicht es auch, Verantwortlichkeiten zu formulieren. Die Verantwortung für die Durchführung der Therapie zu „teilen", jedem – unter Berücksichtigung seiner Möglichkeiten – Verantwortung zu übertragen, wird den therapeutischen Prozess positiv beeinflussen.

Gemeinsames Erarbeiten eines Störungsmodells bzw. Fallkonzeptes als Grundlage für die zu treffenden Behandlungsentscheidungen

Transparentes Störungsmodell für die Behandlungsmotivation wichtig

Wesentliche Komponente eines transparenten Vorgehens ist ein Störungsmodell, das für den Patienten (und seine Familie) plausibel ist und das als Grundlage für das vorgeschlagene (und gemeinsam verhandelte) therapeutische Vorgehen dienen kann. Über die bereits vorliegenden Informationen und Befunde hinaus, können bzw. müssen oft noch zusätzliche (diagnostische) Maßnahmen durchgeführt werden. Die praktische Umsetzung dieses Vorgehens erfolgt meist in Form von „Hausaufgaben" (Wunschel & Linden, 2015). Techniken der Verhaltensbeobachtung – sowohl der Selbst- als auch der Fremdbeobachtung – spielen dabei eine zentrale Rolle. Weitere Maßnahmen sind Verhaltensproben und Verhaltensexperimente. Die auf diese Weise erhobenen Informationen gehen nicht nur in die Konstruktion eines Störungsmodells ein, sondern können durchaus auch schon therapeutische Wertigkeit haben. Beispielsweise können aufgrund der Beobachtungen gemeinsame Verhaltensanalysen durchgeführt werden, um bestimmte Aspekte des suizidalen Verhaltens in Zusammenhang mit anderen Faktoren zu sehen.

Interaktionsaspekte suizidalen Verhaltens

Da suizidales Verhalten im Jugendalter häufig in Zusammenhang mit familiären Konflikten steht, kommt der Erfassung familiärer Kommunikations- und Interaktionsmuster große Bedeutung zu. Ein spezielles Instrument zur Erfassung von dysfunktionalen Interaktionsstrukturen (z. B. familiäre Konflikte, Streitigkeiten, Auseinandersetzungen oder aber auch Rückzugsverhalten, Verweigerung, „Nicht-Sprechen") stellt das „Familiendiagnostische Interview" (FDI) dar, wie es von Mattejat und Mitarbeitern entwickelt wurde (Mattejat, 2009; Mattejat & Quaschner, 2018).

Familiendiagnostik

Das erste Ziel des familiendiagnostischen Interviews besteht darin, zu klären, welches Anliegen die Familie bei einem suizidalen Jugendlichen hat und welche Art der Hilfestellung von ihr angenommen werden kann. Darüber hinaus geht es darum, wie die Familie mit der Suizidalität im Besonderen und den psychischen Problemen im Allgemeinen umgeht und welche Bedeutung die individuellen psychischen Probleme des Patienten für die Familie haben, d. h. es gilt, die Probleme in ihrem Kontext zu verstehen. Zum familiendiagnostischen Interview sollten in der Regel der Patient und die beiden Eltern eingeladen werden. In manchen Fällen kann es auch sinnvoll sein, neben dem Patienten und seinen Eltern weitere Familienmitglieder (z. B. Geschwister) zum Familiengespräch einzuladen.

Die vier Hauptfragen im familiendiagnostischen Interview

Im familiendiagnostischen Interview wird jedes Familienmitglied gebeten, zu folgenden Fragen Stellung zu nehmen (Mattejat, 2009):

- Was ist für dich (für Sie) das Problem? *(Kontextklärung und Problemwahrnehmung)*
- Was wünschst du dir (wünschen Sie sich), wo siehst du (sehen Sie) Lösungsmöglichkeiten? *(Zielvorstellungen und Lösungsmöglichkeiten)*
- Was wünschst du dir (wünschen Sie sich) von mir/uns? *(Klärung des Therapieauftrages)*
- Wie kannst du (können Sie) uns dabei helfen? *(Klärung der Kooperationsvorstellungen)*

Aufgrund der Antworten, die die Teilnehmer geben (und die auf Video aufgenommen werden), lassen sich eine Reihe von Fragen beantworten, die den Stellenwert des suizidalen Verhaltens im Familiengefüge erhellen: Welche Übereinstimmungen gibt es zwischen den Antworten und welche Unterschiede und Diskrepanzen? Welche Konflikte treten zutage oder deuten sich an? Wie hilfreich und nützlich sind die Antworten für die Lösung bzw. Verbesserung der familiären Probleme und Schwierigkeiten? Welche (aktuellen) familiären Interaktionsstrukturen und Kommunikationsmuster lassen sich im Interview erkennen bzw. deuten sich an? Lassen sich aus den Antworten Rückschlüsse ziehen auf familiäre Traditionen, (Wert-)Haltungen, Überzeugungen, Narrative, Regeln, Umgangsstile?

Grundlage der Behandlung ist die Entwicklung bzw. Erstellung eines makroanalytischen Fallkonzeptes, in dem die individuellen Bedingungen des Einzelfalles mit dem allgemeinen Störungs- und Veränderungswissen hypothesengeleitetet in einem Störungsmodell zusammengeführt werden. Dieses makroanalytische Fallkonzept bildet die Grundlage für die Formulierung von Therapiezielen und die Ableitung von konkreten therapeutischen Schritten und Techniken. Das Fallkonzept liefert somit den „roten Faden“, an dem sich der Therapeut orientieren kann.

Behandlungsgrundlage ist ein individuelles Fallkonzept

Wie ein derartiges Fallkonzept für das Problem „suizidales Verhalten“ aussehen kann, ist idealtypisch in Abbildung 11 dargestellt, deren Komponenten kurz erläutert werden sollen. Zunächst ist zu betonen, dass es um die

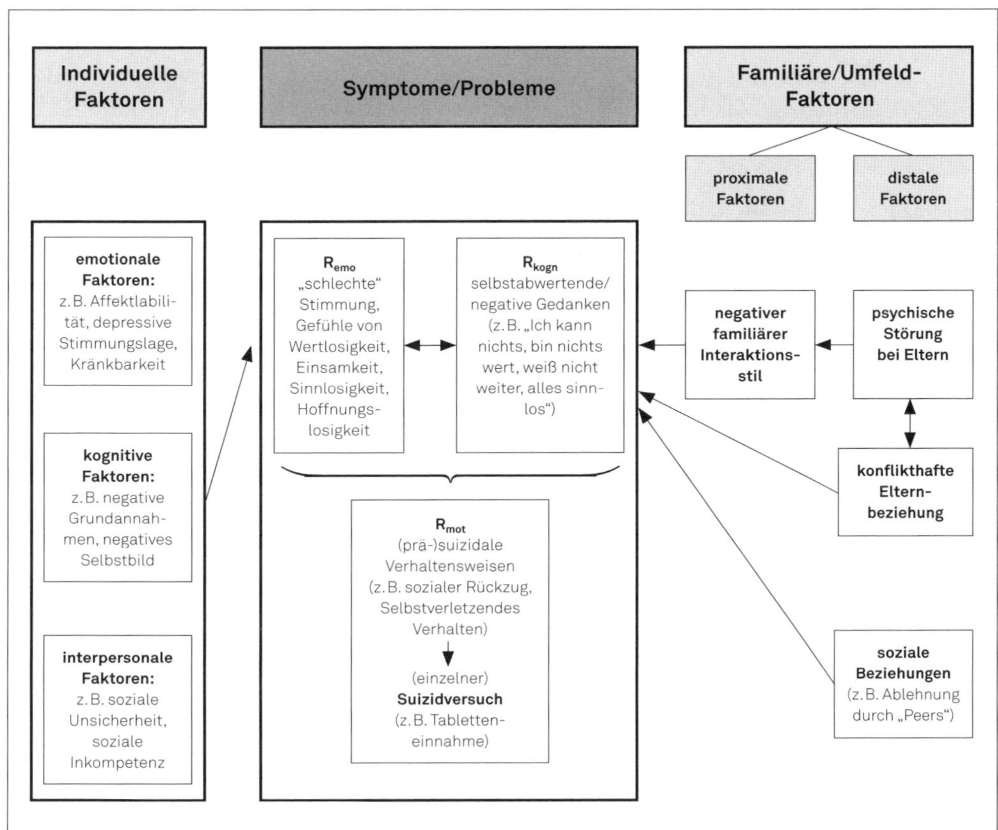

Abbildung 11: Idealtypisches Fallkonzept – Symptome/Probleme und aktuell wirksame Bedingungsfaktoren

Erfassung von aktuellen Faktoren geht, die in diesem hypothetischen Bedingungsmodell als wirksam postuliert werden und auf ihre Veränderbarkeit hin überprüft werden. Das Problemverhalten (i.e. suizidales Verhalten) wird verhaltensanalytisch formuliert und zu anderen, möglicherweise damit in Zusammenhang stehenden Problemverhaltensweisen in Beziehung gesetzt. Dann werden aufseiten des Individuums, der Persönlichkeit, individuell wirksame Faktoren im Sinne von Dispositionen, Eigenschaften, Grundannahmen bzw. Oberplänen (verhaltensanalytisch im Sinne der „Organismus"-Variable) hypothetisch postuliert. Auf der Umfeldseite sind es natürlich vor allem familiäre Faktoren, die als mögliche Einflussgrößen auf das Problemverhalten infrage kommen. Von besonderem Interesse sind hier natürlich die Mechanismen und Transmissionsprinzipien, die das Zusammenwirken und die Auswirkungen einzelner Faktoren erklären.

(Gemeinsame) Formulierung von (Behandlungs-)Zielen und Ableitung von Techniken und deren Abfolge und Abstimmung aufeinander

Der Formulierung von Behandlungszielen kommen im therapeutischen Prozess wichtige Funktionen zu, die angesichts der überragenden Bedeutung des Oberziels „Reduktion/Verhinderung suizidalen Verhaltens" oft in den Hintergrund treten und nicht angemessen beachtet werden. Die einzelnen Funktionen lassen sich wie folgt beschreiben:

Ausrichtung und Steuerung des Therapieprozesses

- *Inhaltliche Ausrichtung und Steuerung des Therapieprozesses.* Über die Formulierung von Zielen werden Inhalte und Richtung einer Behandlung festgelegt. Im Falle von suizidalem Verhalten besteht die Besonderheit darin, dass die Position des Betroffenen – zumindest am Anfang der Behandlung und bei entsprechendem Schweregrad der Symptomatik – von Außenstehenden nicht berücksichtigt wird. Dessen „Ziel", sich zu töten, ist für andere Personen nicht verhandelbar und wird vom Umfeld aus persönlichen, ethischen und fachlichen Gründen nicht akzeptiert.

Zeitliche Strukturierung

- *Zeitliche Strukturierung der Therapie.* Mit der Unterscheidung in kurz-, mittel- oder langfristige Ziele lässt sich der therapeutische Prozess auch zeitlich strukturieren. Inhaltlich ist damit der Aspekt der Zukunftsplanung verknüpft. Für jemanden, der keine Zukunft mehr haben und sein Leben beenden wollte, ist die Zukunftsprojektion, die Eröffnung einer Zukunftsperspektive, ein wichtiger therapeutischer Baustein.

Klärung der Motivation für eine Therapie

- *Motivationale Funktion.* Mit der Formulierung von Zielen sind immer auch motivationale Aspekte verbunden. Zieldiskussionen sollten nicht nur am Anfang der Behandlung stehen, sondern stellen ein probates Mittel dar, während des gesamten Behandlungsverlaufes die motivationale Basis der Therapie kontinuierlich zu Überprüfen. Insbesondere in Phasen und zu Zeiten, wenn Schwierigkeiten und Probleme auftreten, wenn der therapeutische Prozess ins Stocken kommt, kann eine Zieldiskussion hilfreich sein. Fragen der Art „Wer will was erreichen in der

Therapie? Wer ist bereit zur Mitarbeit? Wer übernimmt Verantwortung für das Erreichen welcher Ziele?" können nicht nur eine inhaltliche, sondern vor allem auch eine motivationale Klärung bringen.

- *Begründung für auszuwählende Therapietechniken.* Mit dem Formulieren von Zielen ist implizit immer auch die Frage nach der technischen, praktischen Umsetzung dieser Ziele mitgedacht. Die Art und Weise, wie geschickt Ziele formuliert werden, kann die konkrete therapeutische Strategie sowohl in der Auswahl wie der Abfolge von Therapietechniken stark beeinflussen.
- *Evaluative Funktion.* Nicht zuletzt sind – gut gewählte und geschickt formulierte – Ziele unabdingbar, wenn es um die Bewertung von therapeutischen Maßnahmen geht. Der Erfolg bzw. Misserfolg einer Therapie wird ganz wesentlich über Kriterien der Zielerreichung operationalisiert.

Durchführung der therapeutischen Maßnahmen in aufeinander abgestimmten Schritten

Auswahl therapeutischer Techniken

Die individuelle Behandlungsstrategie orientiert sich bei Auswahl und Abfolge von konkreten therapeutischen Techniken am erstellten Fallkonzept und an der im Rahmen der Zielformulierung vorgenommenen Priorisierung und zeitlichen Staffelung der Ziele. Die einzelnen Techniken sind mehr oder minder „suizidspezifisch", was mit der unterschiedlichen diagnostischen Kategorisierung von suizidalen Symptomen zu tun hat. Eine besondere Nähe ist natürlich zu den Behandlungstechniken der Depression (vgl. AWMF-Leitlinie Depression, DGKJP, 2013; Ihle et al., 2012) gegeben, die in vielen Fällen auch für die Behandlung von Suizidalität eingesetzt werden können. Die Darstellung einzelner Techniken erfolgt nach den Behandlungsbereichen, in denen sie schwerpunktmäßig eingesetzt werden.

Interventionen auf der Verhaltensebene

Interventionen auf der Verhaltensebene. Da nahezu alle Interventionen mehr oder minder Verhaltensaspekte berücksichtigen und beinhalten, soll es hier nur um Techniken gehen, deren Schwerpunkt eindeutig auf der Verhaltensebene liegt. Verhaltensbezogene Techniken stehen meist am Anfang jeder Behandlung bzw. bilden die Grundlage, weil sie „das größte Potenzial [haben], eine initiale Stabilisierung herbeizuführen" (Teismann et al., 2016). Ziel dieser Techniken ist der Aufbau und die Entwicklung von (Alternativ-)Verhaltensweisen, die entweder inkompatibel mit suizidalem Verhalten sind oder die zumindest das Suizidrisiko senken. Das kann durch Aktivitätenaufbau geschehen, wobei z. B. Routinetätigkeiten entwickelt und in den Alltag integriert werden, oder indem positive, ausgleichende Aktivitäten aufgebaut werden. Die Konzeptualisierung von suizidalem Verhalten als Ausweich- und Vermeidungsverhalten (McKeon, 2009) ergibt als therapeutischen Ansatzpunkt den Abbau bzw. die Reduktion oder

Konzeptualisierung von suizidalem Verhalten

Unterbrechung dieses Vermeidungsverhaltens. Voraussetzung dafür ist eine genaue Verhaltensanalyse der Abfolgen und „Verhaltensketten" („behavioral chain analyses"), die letztendlich zu suizidalen Verhaltensweisen führen. An jedem Glied einer Verhaltenskette, die zu suizidalem Verhalten führt, können nach McKeon (2009) Alternativ- bzw. Bewältigungsverhaltensweisen ansetzen, die das Verhalten in eine andere, „nicht suizidale" Richtung lenken. Liefert die Verhaltensanalyse Hinweise auf bestimmte, „kritische" Situationen (z. B. zu bestimmten Tageszeiten alleine sein), dann können wiederum Verhaltensketten etabliert werden, deren einzelne Schritte als Glieder dieser Kette so miteinander verknüpft werden, dass sie „weg" von (möglichem) suizidalem Verhalten „hinein" in eine Alltagsroutinen führen, die das Suizidrisiko minimieren.

Interventionen auf der kognitiven Ebene

Interventionen auf der kognitiven Ebene. Von besonderer Bedeutung sind kognitive Schemata, die als Grundannahmen, Grundüberzeugungen oder Oberpläne bezeichnet werden, weil sie aufgrund ihrer Allgemeinheit und „Breite" in einer Vielzahl von Situationen handlungsrelevant sind, sei es als Interpretations- und Deutungsmuster oder als Handlungsanweisung. Es handelt sich dabei um in langjährigen Lernprozessen erworbene Kognitionen, die im Verlauf z. B. mit suizidspezifischen Inhalten gekoppelt wurden. Der Veränderung derartiger Grundannahmen kommt daher eine zentrale Rolle zu. Das konkrete Vorgehen umfasst im Wesentlichen zwei Schritte: Zunächst geht es darum, Grundannahmen zu identifizieren und zu benennen, um sie dann in einem zweiten Schritt zu prüfen und zu verändern.

Veränderung suizidbezogener Kognitionen

Die Veränderung von spezifischen suizidbezogenen Kognitionen. Neben der Veränderung von allgemeineren Kognitionen im Sinne von Grundannahmen spielt natürlich die Reduktion von spezifischen suizidbezogenen Kognitionen eine wichtige Rolle in der Therapie. Nach Joiner (2005) und Joiner et al. (2009) sind es – auf der Basis eines Überblicks über die wissenschaftliche Literatur – vor allem zwei wesentliche Gründe, warum Menschen sich selbst töten wollen. Der erste Grund liegt in der Einstellung bzw. (verzerrten) Wahrnehmung begründet, eine Last für andere Menschen zu sein, insbesondere für einem nahestehende Menschen („perceived burdensomeness"). Der Suizid wird als Möglichkeit angesehen, diese Last von den anderen zu nehmen und sie davon zu befreien. Der zweite Grund ist ein seit Durckheim (1897/1973) bekanntes Faktum, dass sozialer Rückzug und soziale Isolation bzw. Desintegration („failed belongingness") ein erhebliches Suizidrisiko darstellen.

Sozialen Rückzug beachten

Die Kognition „eine Last für andere zu sein" zu verändern, ist komplexer als die Modifikation anderer dysfunktionaler Kognitionen. McKeon (2009) weist darauf hin, dass zum einen suizidales Verhalten an sich durchaus eine Belastung für andere darstellt, und dass zum anderen psychische Probleme und Symptome, die suizidales Verhalten begründen, ebenfalls für das personale Umfeld belastend sein können. Therapeutisch ist es nach McKeon

(2009) aufgrund dieser Situation nun nicht damit getan, die Dysfunktionalität dieser Kognition als gänzlich irrational zu konzeptualisieren.

Die wesentliche therapeutische Aufgabe besteht nach McKeon (2009) darin, den Patienten in die Lage zu versetzen bzw. ihn dabei zu unterstützen, einen Vergleich zwischen der einen Belastung (suizidales Verhalten, andere psychische Symptome) und der (möglichen) anderen (erfolgreicher Suizid) vorzunehmen. Dies beinhaltet zunächst ein durch den Therapeuten angeleitetes realistisches Abwägen aller kurz- und langfristigen Konsequenzen eines Suizides. „Angeleitet" bedeutet hier, dass der Therapeut durch intensive, wiederkehrende systematische Exploration die Konsequenzen suizidalen Verhaltens im Fokus der Therapie hält.

Allerdings wird dieses rationale Vorgehen in der Regel nicht ausreichen, um den „Tunnelblick" und die kognitiven Einengungen der Betroffenen aufzubrechen. Die zwischenmenschlichen Auswirkungen eines Suizides können beispielsweise in Familiensitzungen thematisiert werden, in denen der suizidale Patient die Sichtweisen der anderen ihm nahestehenden Personen von diesen direkt erfährt und sich mit ihnen im Gespräch auseinandersetzen kann, d.h. beispielsweise die Irrationalität seiner eigenen Annahmen hinterfragen kann.

Als weitere hilfreiche Maßnahmen schlägt McKeon (2009) vor, die Belastungen aufgrund von suizidalem Verhalten mit der Last, die körperliche Erkrankungen mit sich bringen, etwa Diabetes oder Herzerkrankungen, zu vergleichen. Eine realistischere Einschätzung von suizidalem Verhalten kann des Weiteren die Auseinandersetzung mit Büchern oder Schriften von ehemals suizidalen Patienten fördern, die damit auch eine Relativierung und Distanzierung mit sich bringen.

Interventionen auf der emotionalen Ebene

Interventionen auf der emotionalen Ebene. Suizidale Verhaltensweisen sind auf vielfältige Weise mit aversiven Gefühlszuständen verknüpft, von Kränkungen in akuten Konfliktsituationen bis hin zu langanhaltenden Stimmungsproblemen. Die therapeutisch intendierte Veränderung von emotionalen Prozessen sollte nach Brent und Mitarbeiter (2013) allerdings nicht nur auf die Reduktion von negativen, aversiven Gefühlen abzielen, sondern ausdrücklich auch positive Stimmungslagen fördern. Als Ziele für die Therapie können somit die „angemessene", d.h. realitätsbezogene Wahrnehmung von Gefühlen und Bedürfnissen, der rechtzeitige Einsatz von regulativen Bewältigungsmaßnahmen bei aversiven Gefühlszuständen und der Aufbau von positiven Emotionen formuliert werden. Die Umsetzung dieser Ziele kann in folgenden Schritten erfolgen:

Gefühle identifizieren und benennen

- *Gefühle identifizieren und benennen:* Anhand des individuellen Störungsmodells kann dem Patienten aufgezeigt werden, wie aversive Emotionen (z.B. eine Kränkung) Insuffizienzgefühle auslösen und zu symptomatischen, suizidalen Verhaltensweisen führen. Eine weitere „emotionale Auffälligkeit" kann darin bestehen, dass manchen Patienten bestimmte emotionale Kategorien und Benennungen gar nicht zur Verfügung stehen. In diesem Fall kann der Therapeut gemeinsam mit dem Patienten eine Liste von dessen Gefühlen anfertigen und sie sich vom ihm beschreiben und „erklären" lassen. Ausgehend von dieser Liste kann der Therapeut weitere Gefühlsbezeichnungen in das Gespräch einbringen und fragen, was der Patient mit diesen verbindet. Neben der Beschreibung und Definition von Gefühlen kann auch eine Gewichtung vorgenommen werden. Welche Gefühle sind für den Patienten wichtig? Der nächste Schritt hat das Ziel, die Gefühle bei sich selbst zu identifizieren und Kriterien zu finden, an denen der Patient diese Gefühle erkennen kann. Sehr bewährt hat sich dabei die Verankerung von Gefühlen in bestimmten körperlichen Reaktionen. Dies wird umgesetzt mittels gemeinsam durchgeführter Verhaltensanalysen, durch die der Patient lernt, Zusammenhänge herzustellen zwischen seiner emotionalen Befindlichkeit und seinen körperlichen (physiologischen) Reaktionen.

Zusammenhänge herstellen zwischen Gefühlen, Situationen und Gedanken

- *Zusammenhänge herstellen zwischen Gefühlen und Situationen und Gedanken:* Ziel dieser Therapieeinheit ist es, das Auftreten von Gefühlen in Zusammenhang zu bringen mit dem Lebensumfeld des Patienten und seinen Gedanken. Gefühle treten nicht auf als losgelöste, unabhängige Phänomene, sondern sind gekoppelt und abhängig von bestimmten, meist sozialen Situationen sowie den Bewertungen und Gedanken, die der Patient diesen Situationen entgegenbringt. Praktisch umgesetzt wird dies über einen Selbstbeobachtungsbogen, der sich am ABC-Schema orientiert. Die vom Patienten erfassten Situationen werden gemeinsam daraufhin analysiert, ob es typische, häufig auftretende Situationen mit unangemessener Affektregulation gibt. Beispielsweise kann sich dabei herausstellen, dass Leistungs- bzw. Anforderungssituationen mit starken Versagensängsten verbunden sind, die extraversive, vermeidende Verhaltensweisen nach sich ziehen.

Neue Umgangsformen für Gefühle entwickeln und umsetzen

- *Neue Umgangsformen für Gefühle entwickeln und umsetzen:* Neue, alternative Umgangsformen mit Gefühlen sind individuell zu gestalten und hängen von den Wünschen, Vorlieben, Fähigkeiten und Möglichkeiten des einzelnen Patienten ab. Bewährt haben sich dabei etwa Kurzformen der Progressiven Muskelentspannung, die der Patient einsetzen kann, um seine Emotionen zu regulieren. Weiterhin sind sportliche und körperliche Aktivitäten dafür geeignet. Zu warnen ist an dieser Stelle allerdings ausdrücklich vor der unüberlegten, d.h. unsystematischen, nicht in ein Fallkonzept eingebetteten Anwendung von sog. „Skills" zur Emotionsregulation. Das „Herausreißen" derartiger „Skills" aus ihrem systematischen Kontext, wie z.B. dem DBT-A-Programm, ist ohnehin meistens wirkungslos oder in manchen Fällen gar schädlich, wenn es etwa nahelegt, dass aversive Gefühle mit einigen schlichten Tricks und Kniffen zu bewältigen seien. Interpersonelle Formen des emotionalen Ausagierens und Bewältigens werden im Abschnitt über die Vermittlung sozial kompetenten Verhaltens erläutert (siehe unten).

Interventionen auf der sozialen bzw. Kontakte Ebene

„Failed belongingness“

Interventionen auf der sozialen bzw. Kontaktebene. Auf die seit Durckheim (1897/1973) bekannte und im soziologischen Kontext diskutierte Tatsache, dass sozialer Rückzug und soziale Isolation bzw. Desintegration ein erhebliches Suizidrisiko darstellen, war bereits hingewiesen worden. Der psychische Zustand eines derart sozial isolierten Menschen wurde auch mit dem Begriff „failed belongingness“ als fehlende oder fehlgeschlagene Zugehörigkeit charakterisiert. Ein derartiger Zustand kann natürlich in den jeweiligen Lebensumständen begründet sein, er kann aber auch auf individuelle Faktoren wie mangelnde oder insuffiziente zwischenmenschliche Fertigkeiten zurückzuführen sein. Daher können die therapeutische Förderung und der Aufbau von sozial kompetentem Verhalten wesentlich zur Verbesserung derartiger Zustände beitragen. Für den Aufbau dieser Verhaltensweisen bieten sich natürlich Techniken an, die aus dem Bereich der „Sozialen Kompetenztrainings“ stammen. Auch lassen sich wieder bestimmte Schritte und Abfolgen nennen:

- *Interpersonale Konflikte identifizieren:* Interpersonale Konflikte lassen sich in der Regel im Explorationsgespräch erfassen, da sich die betroffenen Personen aufgrund ihrer affektiven Beteiligung die einschlägigen Situationen und Ereignisse gut merken können. Sollte dies nicht gelingen bzw. sollten die genauen Umstände und Abläufe unklar oder unvollständig sein, ist es erforderlich, fehlende Informationen über Selbstbeobachtungstechniken zu erheben. Voraussetzung für dieses Vorgehen ist allerdings, dass der Patient derartige Situationen identifizieren und als Konflikte einordnen kann. Dies kann über die auftretenden Affekte geschehen und über die Auflistung der divergenten Interessen der beteiligten Personen.
- *Sammlung von relevanten (rollen-)spielbaren Situationen:* Liegt eine Reihe von Konfliktsituationen vor, dann können diese daraufhin überprüft werden, ob sie „spielbar“, d.h. im Rollenspiel darstellbar, sind. „Spielbar“ bedeutet in diesem Zusammenhang realistisch, konkret und (für die Problematik des Patienten) relevant. Sind gemeinsam mit dem Patienten eine Reihe derartiger Situationen erarbeitet worden, kann es zusätzlich sinnvoll sein, diese zu hierarchisieren. Die Situationen werden dabei in eine Rangreihe gebracht, wobei als Skalierungsparameter das Ausmaß der Angst oder die „Schwierigkeit“ der Bewältigung dienen können. Bei den ausgewählten Situationen handelt es sich fast immer nur um kurze, sehr schnell ablaufende Interaktionssequenzen, die nur aus wenigen Sätzen und Wortwechseln bestehen. Längere Interaktionssequenzen sollten aufgeteilt werden.
- *Problemverhalten im Rollenspiel darstellen:* Zunächst geht in diesem Behandlungsschritt darum, das zu verändernde Problemverhalten darzustellen und durch genaues Feedback Ansatzpunkte für Alternativen zu schaffen. Das Feedback kann direkt vom Therapeuten vorgenommen werden. Als wertvolle Hilfe haben sich Videoaufnahmen etabliert, die gemeinsam von Therapeut und Patient betrachtet und analy-

siert werden können. Das Feedback kann sich auf nonverbale Aspekte des Verhaltens beziehen (z. B. Stimme, Lautstärke, Blickkontakt, äußeres Erscheinungsbild u. Ä.), im Weiteren dann auf die Inhalte des Gesagten.

- *Sozial kompetente Alternativverhaltensweisen entwickeln und umsetzen:* Aufbauend auf der Analyse der Problemsituationen werden für diese Situationen alternative Verhaltensweisen entwickelt. Dabei steht an erster Stelle wiederum der „Text": Welchen Inhalt will der Patient ausdrücken? Der erarbeitet „Text" kann dann im Rollenspiel schrittweise ausprobiert und eingeübt werden. Auch hier spielt das direkte oder über Videoaufnahmen geleistete Feedback sowohl für die nonverbalen wie die verbalen Aspekte der Interaktion eine zentrale Rolle. Sind sich Therapeut und Patient darüber einig, dass das im geschützten therapeutischen Setting erprobte Alternativverhalten umsetzbar ist, dann kann die Realerprobung über „Hausaufgaben" eingeleitet werden.

Evaluation der Therapiemaßnahmen und gegebenenfalls deren Änderung, Anpassung, Modifikation

Aus der allgemeinen Strategie der Verhaltenstherapie (Margraf & Schneider, 2009; Quaschner, 2006) ergibt sich die fortlaufende, therapiebegleitende Evaluation der durchgeführten Maßnahmen, um diese an sich verändernde Bedingungen anzupassen. Die Notwendigkeit derartiger Anpassungen kann aus verschiedenen Gründen erfolgen:

- Unter der Behandlung ergeben sich neue Informationen bezüglich der psychopathologischen Symptomatik und der diagnostischen Einschätzung (beispielsweise eine veränderte Risikobeurteilung der Suizidalität).
- Schwankungen in der Motivationslage und der Kooperationsbereitschaft der Beteiligten: Beispielsweise lässt die akute Entlastung, die mit einer stationären Aufnahme einhergeht, oft die Bereitschaft sinken, an aufwendigeren, mit mehr Verpflichtungen und Verantwortung verbundenen Maßnahmen teilzunehmen. Daraus ergibt sich häufig eine gänzlich andere zeitliche (in der Regel kurzfristigere) Behandlungsperspektive.
- Eine grundlegende Veränderung der Ausgangs- und Rahmenbedingungen einer Behandlung kann ebenfalls einen Strategiewechsel nach sich ziehen. Beispielsweise der Wechsel des Lebensmittelpunktes eines Patienten, die Änderung der Wohnsituation, eine vollstationäre Unterbringung im Rahmen der Jugendhilfe, ein Schulwechsel u. Ä. gehören zu dieser Kategorie.
- Nicht zuletzt können die eingesetzten *Therapietechniken*, wenn sie nicht oder nicht zufriedenstellend wirksam sind, geänderte oder alternative Vorgehensweisen erforderlich machen.

All dies verlangt eine Anpassung und ggf. Modifikation des therapeutischen Vorgehens. Diese Anpassung sollte allerdings nicht nach dem „Pfeil-und-Köcher-Modell" erfolgen, d.h., dass eine therapeutische Technik nach der anderen „durchprobiert" wird. Es geht im Gegenteil darum, die neue Strategie und dementsprechend auch die neuen eingesetzten Techniken auf der Basis eines revidierten bzw. reformulierten Fallkonzeptes bzw. veränderten Störungsmodells vorzunehmen.

2.2.9 Medikamentöse Therapie

Es gibt keine spezifische Medikation gegen Suizidalität. Die medikamentöse Behandlung bei Suizidalität hat im Wesentlichen zwei Ansatzpunkte, zum einen eine mögliche Entlastung in der akuten Notfallsituation und zum anderen die Behandlung einer komorbid bestehenden psychiatrischen Störung. Bei leichteren Formen ist die psychotherapeutische Therapie ausreichend. Bei ausgeprägter Suizidalität sollte eine medikamentöse Behandlung in Erwägung gezogen werden.

L17 **Leitlinie 17: Medikamentöse Therapie**

- Nur bei ausgeprägter Suizidalität, z.B. in einer Notfallsituation, sollte eine medikamentöse Behandlung in Erwägung gezogen werden.
- Ziel ist die medikamentöse Entlastung in einer akuten Notfallsituation, besonders wenn der Patient verzweifelt, ausgeprägt ängstlich oder auch erregt ist.
- Am besten für eine schnelle Entlastung und Entängstigung in einer Notfallsituation sind Benzodiazepine geeignet.
- Die Gabe von Benzodiazepinen muss zeitlich begrenzt sein (<4 Wochen).
- Es muss eine umfassende Aufklärung der Patienten und Sorgeberechtigten über Wirkung und unerwünschte Wirkungen durchgeführt werden und das Einverständnis zur medikamentösen Behandlung mit dem geplanten Medikament muss vorliegen.
- Bei ausgeprägten komorbid bestehenden psychiatrischen Störungen, die mit Suizidalität einhergehen, wie z.B. eine schwere depressive Störung, ist eine medikamentöse Behandlung sinnvoll.

Medikamentöse Entlastung in der akuten Notfallsituation

Ziel einer medikamentösen Behandlung ist Entspannung und Entängstigung

Ist ein Kind oder Jugendlicher in der akuten Notfallsituation hoch suizidal, nicht distanziert, verzweifelt, ängstlich und/oder sehr erregt, kann eine Medikation hilfreich sein. Dabei geht es in erster Linie um Entspannung, Entlastung und Entängstigung. Ziel ist eine Beruhigung und Entspannung des Patienten, sodass er nicht versucht, seine suizidalen Gedanken in die

Tat umzusetzen. Belastungen in der Notfallsituation sind oftmals aktuell nicht lösbar erscheinende emotionale Konflikte. Klinisch eingesetzt werden in diesen Krisensituationen Benzodiazepine (z. B. Diazepam, Lorazepam) oder niederpotente Neuroleptika (z. B. Melperon) (Warnke & Romanos, 2014). Beide Stoffklassen können in der Notfallsituation sinnvoll sein, jedoch nicht in der Langzeitbehandlung. Bei Benzodiazepinen sollte die Behandlung längstens vier Wochen betragen, da ansonsten die Gefahr von Gewöhnungseffekten besteht bis hin zur psychischen oder physischen Abhängigkeit. Bei den niederpotenten Neuroleptika sind unerwünschte Wirkungen, wie z. B. Gewichtszunahme, Prolaktinerhöhungen, extrapyramidal-motorische Symptome, zu beachten und stehen deshalb auch einer Langzeitbehandlung oft im Wege.

Medikamentöse Behandlung einer komorbid bestehenden psychiatrischen Störung

Sinnvoll ist die medikamentöse Behandlung einer komorbiden Störung, wenn es im Rahmen dieser Störung zum Auftreten von suizidalen Gedanken und/oder suizidalen Handlungen kommt. Hier wird untersucht, ob es durch die medikamentöse Behandlung der Grunderkrankung zur Reduzierung von Suizidalität gekommen ist, aber auch, ob sie vielleicht zu einer Zunahme suizidaler Verhaltensweisen geführt hat. Letzteres gilt insbesondere für die Diskussion, ob die Gabe von „Selektiven Serotonin-Reuptake-Inhibitoren" (SSRI) bei depressiv erkranken Kindern und Jugendlichen zu einer Besserung von Suizidalität oder zur Zunahme von suizidalen Gedanken oder suizidalen Verhaltensweisen führt.

Die wichtigste Grunderkrankung im Zusammenhang mit Suizidalität ist eine depressive Störung. Trotzdem sollte aus klinischer Sicht gerade zu Beginn einer medikamentösen Behandlung einer depressiven Störung mit einem SSRI vorsichtig vorgegangen werden, da sich häufig erst die antriebssteigernde Komponente zeigt und erst später die stimmungsaufhellende Wirkung. Das hieße, dass ein depressiver Patient, der unter suizidalen Gedanken leidet, nun durch die Medikation mehr Antrieb bekommt, die depressive Stimmung aber noch nicht besser ist und er so zunächst gefährdeter ist, seine bestehenden suizidalen Gedanken in die Tat umzusetzen. Hier empfiehlt es sich, diesen Patienten für die erste Zeit der medikamentösen Einstellung bzw. Behandlung zu seinem Schutz kurz stationär aufzunehmen. In Einzelfällen, bei drängenden suizidalen Gedanken, ist auch eine vorübergehende Entlastung mit einem entspannenden und entängstigenden Tranquilizer möglich.

Wie dargestellt, ist Suizidalität komorbid nicht nur bei depressiven Störungen von großer Bedeutung. Bei Störungsbildern wie z. B. schizophrenen

Psychosen, bipolaren Störungen und Borderline-Persönlichkeitsstörungen finden sich vermehrt suizidale Gedanken und suizidale Handlungen. Diese Störungen sollten leitliniengerecht ggf. auch medikamentös behandelt werden. Spezifische Kontraindikationen im Hinblick auf bestimmte Wirkstoffgruppen bestehen nicht. Vorsicht ist allerdings bei Medikamenten mit einer geringen therapeutischen Breite und bei Wirkstoffen, die im Rahmen von möglichen Intoxikationen schnell lebensbedrohlich wirken, geboten. Dies gilt z. B. für die trizyklischen Antidepressiva, bei denen schon drei eingenommene Tagesdosen aufgrund der kardialen unerwünschten Wirkungen lebensbedrohlich wirken können.

2.2.10 Nachbehandlung und Postvention

Eine Nachbehandlung/Postvention richtet sich nach dem, was das Kind oder der Jugendliche angekündigt oder durchgeführt hat.

Verhalten bei Postvention

In der Nachbehandlung nach einem Suizidversuch besteht bei der Familie und im sozialen Umfeld eine große Unsicherheit. Für viele Eltern kam der Suizidversuchs ihres Kindes überraschend und es besteht ein großes Bedürfnis nach Kausalität und nach Beratung, wie die Eltern mit ihrer eigenen Unsicherheit, ihren Sorgen und Ängsten umgehen sollen. Manche Eltern zeigen in dieser Phase jedoch eine Tendenz zur Verharmlosung des Vorgefallenen, zu Bagatellisierung der Symptomatik bis hin zur Verleugnung. Nicht selten sind die Eltern auch verängstigt und haben große Sorge, dass es zu einer Wiederholung des Suizidversuchs kommen könnte. Andere wiederrum leiden unter Schuldgefühlen und sehen sich im Zusammenhang mit dem durchgeführten Suizidversuch ihres Kindes in der Verantwortung. Es gilt, die Eltern aufzuklären, zu beraten und zu unterstützen.

Hilfen in der Betreuung der Eltern

Folgende Verhaltensregeln können für die Eltern hilfreich sein:

- Das Thema Suizidalität sollte von den Eltern offen angesprochen und nicht tabuisiert werden.
- Es sollte eine Aufklärung über bestehende Risikofaktoren für einen erneuten Suizidversuch erfolgen (vgl. Kapitel 2.2.2).
- Bestehende Notfallpläne sollten offen und transparent besprochen sein und auch umgesetzt werden (vgl. Leitlinie L12, Notfallmanagement, Sicherheitsplan).
- Aus Sorge vor einem erneuten Suizidversuch sollten die Eltern nicht zu defensiv in ihren erzieherischen Wünschen und Forderungen auftreten.
- Die Eltern sollten sich aktiv an der Lösung von möglichen auslösenden Konflikten beteiligen.
- Gleichzeitig sollte vermieden werden, das Kind oder den Jugendlichen mit unangemessen Forderungen unter Druck zu setzen. Machtkämpfe sollten vermieden werden.

Der überwiegende Anteil der Patienten benötigt nach einem durchgeführten Suizidversuch ein weitergehendes Beratungsangebot oder auch eine ambulante Behandlungsmaßnahme. Diese sollte zeitnah nach dem Suizidversuch erfolgen. Die Bedingungen und Vorrausetzungen für eine ambulante Maßnahme sollten geklärt sein und können in einer Behandlungsvereinbarung münden (siehe Leitlinie L15 in Kapitel 2.2.7).

L18 Leitlinie 18: Nachbehandlung/Postvention

Nachbehandlung:

- Psychoedukation der Sorgeberechtigten und der Familie.
- Planung und Organisation der weiteren Behandlung.
- Umgang mit Suizidalität (Eltern, Freunde, Schule).

Postvention:

- Klärung der Situation nach dem Suizid mit den Angehörigen und dem sozialen Umfeld.
- Vermeidung von Folgesuiziden.

Hat ein Suizidversuch stattgefunden, besteht ein Beratungsbedarf auch im sozialen Umfeld des Patienten (z. B. Freunde, Schule), besonders dann, wenn der Suizidversuch in der Schule selbst oder im schulischen Umfeld stattgefunden hat. Hier ist immer an den Nachahmungseffekt (sog. „Werther-Effekt") zu denken. Um diesen Nachahmungseffekt zu verhindern, hat es sich bewährt, mit den unmittelbar Betroffenen individuell zu arbeiten (vgl. Kapitel 1.6). Nicht bewährt und oft auch schädlich sind unspezifische allgemeine Schulinterventionen für die gesamte Schule (z. B. Infoveranstaltungen) (Kutcher et al., 2017). Das gleiche gilt auch für Referate oder Vorträge von ungeschulten Laien. Problematisch ist es, die Aufmerksamkeit auf die Suizidalität zu erhöhen, ohne konkrete Hilfen anzubieten.

Vorsicht bei Interventionen durch Laien

Als *Postvention* wird der Interventionsbereich bezeichnet, der sich mit den Mitbetroffenen eines Suizids befasst (Teismann et al., 2016). Konkret geht es darum, welche Vorkehrungen oder Maßnahmen getroffen werden sollten, um den Hinterbliebenen (Eltern, Geschwister, Mitschüler, Freunde etc.) die Folgen des Suizides zu erleichtern, aber auch Risikofaktoren, wie z. B. weiterem suizidalem Verhalten, vorzubeugen. Damit geht es bei Postvention auch immer um Prävention für erneutes suizidales Verhalten.

Von den Folgen eines Suizids sind in erster Linie die Angehörigen (Eltern, Geschwister) betroffen. Es bedarf einer umfassenden Klärung des Suizides. Hat dieser im Rahmen einer ambulanten Behandlung stattgefunden, sollte der Therapeut das Gespräch mit den Angehörigen suchen. Dabei ist nach Becker und Mitarbeitern (2017) ein respektvoller Umgang mit den Betroffenen von besonderer Bedeutung. Ist es im Rahmen einer klinischen ambulanten, teil- oder stationären Behandlung zum Suizid gekommen, sollte auch hier zeitnah ein Gespräch angeboten werden. Dabei ist es ratsam, auch den Leiter der Abteilung bzw. der Klinik miteinzubeziehen. Verstirbt ein Kind oder Jugendlicher durch Suizid, ist dies für die Angehörigen eine extrem belastende Situation. Nicht selten stellt sich dabei auch die Frage der Verantwortlichkeit für den Suizid. Auch hier kommt damit der zeitnahen umfassenden Dokumentation des Therapieverlaufs und der therapeutischen Maßnahmen große Bedeutung zu.

Einbeziehung der Klinikleitung wichtig

Zeitnahe Dokumentation

Besonders bei für das gesamte soziale Umfeld des Patienten völlig überraschendem Suizid stellt sich fast immer die Frage der Kausalität. Viele Angehörige erwarten oder erhoffen so etwas wie einem Abschiedsbrief, der für sie Klärung bringen soll. Aus dem Erwachsenenbereich wissen wir jedoch, dass nur ein kleinerer Teil einen Abschiedsbrief hinterlässt (Eisenwort et al., 2007) und dass ein Abschiedsbrief auch eine große Belastung für die Angehörigen sein kann, gerade dann, wenn in diesem Anschuldigungen oder Vorwürfe niedergelegt sind. Wenn möglich und gewünscht, sollte deshalb den Angehörigen hier Unterstützung und Hilfe angeboten werden.

Immer wieder existieren auch für den Fall eines Suizides Suizidabsprachen mit Freundinnen bzw. Freunden oder Partnerinnen bzw. Partnern. Im Sinne der Prävention gilt es, dies zu erfragen und auch hier schnelle Hilfen anzubieten.

Da es sich bei einem Suizid um keinen natürlichen Tod handelt, kommt es auch zu Einschaltung von Polizei und Staatsanwaltschaft, um hier ein mögliches Fremdverschulden auszuschließen. Wichtig ist auch, dem gesamten Behandlungsteam zu verdeutlichen, dass die ärztliche bzw. therapeutische Schweigepflicht auch über den Tod hinaus besteht.

Schweigepflicht beachten

3 Verfahren zur Diagnostik und Therapie

Es ist aus klinischer und auch aus ökonomischer Sicht sinnvoll, in der Diagnostik der Suizidalität standardisierte Instrumente einzusetzen. Sie können ergänzende Informationen zur Risikoeinschätzung erbringen, da es manchen Betroffenen leichter fällt, sich schriftlich mitzuteilen. Des Weiteren bieten sie auch Vorteile in der Verlaufskontrolle und für die Dokumentation und können im Rahmen der Forschung zu reliablen und validen Ergebnissen führen. Problematisch ist, dass die meisten Instrumente nur in englischer Sprache vorliegen und keine publizierten und auch validierten Übersetzungen vorhanden sind. Dies gilt insbesondere für den Kinder- und Jugendbereich. In Tabelle 11 findet sich eine Auswahl von klinisch bewährten und etablierten Instrumenten, die in deutscher Übersetzung vorliegen und die im Folgenden noch genauer dargestellt werden. Weiterhin informiert Tabelle 11 über Verfahren zur Therapie.

Tabelle 11: Verfahren zur Diagnostik und Therapie bei Suizidalität

Verfahren zur Diagnostik und Verlaufskontrolle	• Fragebogen zur depressiven Symptomatik und suizidalen Gedanken (Depressive Symptomatology Index – Suicidality Scale, DSI-SS) • Beck-Suizidgedanken-Skala (BSS) – Selbstbeurteilung • Suicide Behaviours Questionnaire-Revised (SBQ-R) • Self-Harm Behavior Questionnaire (SHBQ) • Selbstverletzungs-Gedanken und Verhalten Interview (Self-Injurious Thoughts and Behaviors Interview, STIBI) • Beck-Suizidgedanken-Skala (BSS) – Fremdbeurteilung • Columbia-Beurteilungsskala-zur-Suizidalität (Columbia-Suicide Severity Rating Scale, C-SSRS)
Verfahren zur Therapie	• Kognitiv-Behaviorale Therapie zur Suizidprävention (Stanley et al., 2009) • Dialektisch-Behaviorale Therapie für Adoleszente (DBT-A) (Miller et al., 2007; Rathus & Miller, 2002; Fleischhaker et al., 2010)

3.1 Verfahren zum Screening und zur Diagnostik

3.1.1 Screeninginstrumente

Fragebogen zur depressiven Symptomatik und suizidalen Gedanken (Depressive Symptomatology Index – Suicidality Scale, DSI-SS)

Tabelle 12: Kurzbeschreibung DSI-SS

Beurteiler	Selbstbeurteilungsverfahren
Spezifität	Screeninginstrument für suizidale Gedanken
Altersbereich	Ab 15 Jahren
Quelle	Joiner et al. (2002); von Glischinski et al. (2016)
Bezug	Open-Access-Ressource

Die Skala zur Einschätzung von suizidalen Gedanken ist aus einem ausführlichen Verfahren zu Einschätzung von depressiver Symptomatik entnommen (Joiner et al., 2002; Ring et al., 2014). Suizidales Verhalten wird dabei jedoch nicht miterfasst. Das Inventar umfasst vier Items. Item A befasst sich mit Suizidgedanken, Item B mit Suizidplänen, Item C bezieht sich auf die vorhandene Kontrolle der bestehenden suizidalen Gedanken und Item D befasst sich damit, ob diese Gedanken als intrusiv wahrgenommen werden.

Die Items werden auf einer vierstufigen Skala von 0 bis 3 bewertet. Hohe Werte korrelieren mit der Schwere der Symptomatik. Das Instrument wurde auch bei Jugendlichen eingesetzt (Joiner et al., 2002). Das Screeningverfahren ist frei verfügbar (Open-Access-Ressource), sehr praktikabel mit guter Reliabilität und Validität (Range, 2005). Die interne Konsistenz lag in einer Studie, bei der auch Jugendliche ab einem Alter von 15 Jahren einbezogen waren, bei $\alpha = 0.90$ (Joiner et al., 2002).

Beck-Suizidgedanken-Skala (BSS) – Selbstbeurteilung

Tabelle 13: Kurzbeschreibung BSS – Selbstbeurteilung

Beurteiler	Selbstbeurteilungsverfahren
Spezifität	Screeninginstrument zur Erfassung des Suizidrisikos
Altersbereich	Ab 14 Jahren
Quelle	Beck & Steer (2016)
Bezug	Testzentrale Göttingen

Das Verfahren geht auf Beck und Mitarbeiter zurück (Beck Scale for Suicidal Ideation, BSSI-S; Beck et al., 1979, 1988) und liegt in der deutschen Fassung von Kliem und Brähler (Beck & Steer, 2016) vor. Diese Skala liegt auch als Fremdbeurteilungsskala vor (siehe unten). Eingesetzt werden kann sie ab einem Alter von 14 Jahren. Das Inventar umfasst 19 Items zur Erfassung des Schweregrades suizidaler Neigungen. Hierzu werden als Selbsteinschätzung 19 Aussagen unter anderen zu den Bereichen Vorhandensein von Suizidgedanken, Intensität und deren Dauer, aber auch nach bisherigen suizidalen Handlungen und Suizidversuchen auf einer dreistufigen Skala bewertet (0 bis 2 Punkte). Der Summenwert bewegt sich zwischen „keine oder nur geringe Suizidgedanken“ (0 Punkte) bis hin zu maximal 38 Punkte für das Vorliegen massiver und ausgeprägter Suizidgedanken.

Die Zuverlässigkeit wurde anhand der inneren Konsistenz (Cronbachs Alpha) bestimmt. Hier zeigten sich für die Gesamtstichprobe ($\alpha = 0.93$) sehr gute metrische Werte. Auch die Überprüfung der Validität erbrachte befriedigende Ergebnisse (Ayub, 2008; Chioquenta & Stilles, 2006; Holden & DeLisle, 2005).

Bei der Beck-Suizidgedanken-Skala (BSS) handelt es sich um ein im deutschsprachigen Raum breit und häufig eingesetztes und etabliertes Verfahren.

Suicide Behaviours Questionnaire-Revised (SBQ-R)

Tabelle 14: Kurzbeschreibung SBQ-R

Beurteiler	Selbstbeurteilungsverfahren
Spezifität	Screeninginstrument
Altersbereich	Ab 13 Jahren
Quelle	Osman et al. (2001); Forkmann et al. (2016)
Bezug	Buchhandel

Dieses Instrument geht zurück auf ein Verfahren, welches von Linehan und Mitarbeitern (1983) Anfang der achtziger Jahre zur Erhebung von Suizidalität entwickelt worden war. Aktuell liegt eine mehrfach revidierte Kurzfassung dieses Erhebungsinstrumentes vor (Suicide Behaviours Questionnaire-Revised, SBQ-R; Osman et al., 2001). Die Skala basiert auf vier Items, die vergangene suizidale Gedanken, suizidales Verhalten und Kommunikation darüber und bereits durchgeführte Suizidversuche erfassen. Des Weiteren soll der Proband eine Einschätzung zur Wahrscheinlichkeit zukünftiger Suizidalität geben Der Gesamtwert der Skala liegt zwischen 3 und 18 Punkten. Der SBQ-R kann bei Jugendlichen und Erwachsenen eingesetzt werden.

Auch hier wurde die Zuverlässigkeit des Verfahrens anhand der inneren Konsistenz in Studien bei Erwachsenen, Studenten und Jugendlichen gemessen und lag bei $\alpha = 0.87$ und 0.88. Das Verfahren wird im deutschsprachigen Raum bereits eingesetzt. Eine deutsche Fassung und deren metrische Überprüfung liegt inzwischen vor (Wagner et al., 2013; Forkmann et al., 2016; Glaesmer et al., 2018).

Self-Harm Behavior Questionnaire (SHBQ)

Tabelle 15: Kurzbeschreibung SHBQ

Beurteiler	Selbstbeurteilungsverfahren
Spezifität	Screeninginstrument
Altersbereich	Ab 14 Jahren
Quelle	Dt.: Fliege et al. (2006)
Bezug	www.psychometrikon.de

Der „Self-Harm Behavior Questionnaire" (SHBQ; Fliege et al., 2006) erfasst in erster Linie nicht suizidales selbstverletzendes Verhalten (NSSV). Im Rahmen der 32 Items werden jedoch auch Suizidangaben, Suizidgedanken und vorausgegangene Suizidversuche bewertet. In der deutschen Übersetzung (Fliege et al., 2006) werden statt einer offen gestellten Eingangsfrage Antwortkategorien zu Häufigkeit der Gedanken und Handlungen, Dauer etc. vorgegeben. Für das gesamte Verfahren zeigte sich in Untersuchungen bei Jugendlichen und Erwachsenen eine gute innere Konsistenz – für das Item Suizidversuche mit $\alpha=0.90$, für Suizidgedanken bei $\alpha=0.87$ und für Suizidangaben bei $\alpha=0.96$ (Fliege et al., 2006). Bei Jugendlichen wurde der SHBQ im deutschsprachigen Raum aufgrund seiner guten psychometrischen Überprüfung und seiner Praktikabilität auch in Studien eingesetzt (Plener et al., 2009).

3.1.2 Diagnostikinstrumente

Selbstverletzungs-Gedanken und Verhalten Interview (Self-Injurious Thoughts and Behaviors Interview, STIBI)

Tabelle 16: Kurzbeschreibung STIBI

Beurteiler	Strukturiertes Interview
Spezifität	Diagnostikverfahren zu selbstverletzendem Verhalten, aber auch zu suizidalen Gedanken, suizidalen Plänen und suizidalen Handlungen
Altersbereich	Ab 14 Jahren
Quelle	Nock et al. (2007); Fischer et al. (2014)
Bezug	https://nocklab.fas.harvard.edu/tasks

Dieses Verfahren erfasst in erster Linie NSSV. Es wurde von Nock und Mitarbeitern (2007) als ein strukturiertes Interview auf der Basis von 169 Items entwickelt. Bei der deutschsprachigen Version handelt es sich um eine Kurzfassung, die auf 72 Items fußt (Fischer et al., 2014). Im Interview beziehen sich insgesamt vier Module auf die Erhebung von Suizidalität. Diese beziehen sich auf Suizidgedanken, Suizidpläne, suizidale Gesten und durchgeführte Suizidversuche. Eingeschätzt wird dies auf einer fünfstufigen Skala. Das Instrument kann in der strukturierten Form auch bei Jugendlichen eingesetzt werden und auch die deutsche Fassung hat sich in einer Studie als valide und reliabel erwiesen (Fischer et al., 2014). Das Verfahren zeigt sich in der klinischen Praxis und auch in Forschung als ein gut einsetzbares praktikables Instrument.

Beck-Suizidgedanken-Skala (BSS) – Fremdbeurteilung

Tabelle 17: Kurzbeschreibung BSS – Fremdbeurteilung

Beurteiler	Fremdbeurteilungsverfahren
Spezifität	Erfassung des Schweregrades suizidaler Neigungen
Altersbereich	Ab 17 Jahren
Quelle	Beck et al. (2010)
Bezug	Buchhandel

Dieses Instrument wurde von Beck und Mitarbeitern (1979) unter der Bezeichnung „Beck Scale for Suicidal Ideation (BSSI-F; Beck et al. 1979, 1988) entwickelt. Basierend auf diesem Verfahren wurde dann zunächst das oben dargestellte Selbstbeurteilungsverfahren entwickelt und im Weiteren dann auch ein Fremdbeurteilungsverfahren (Beck et al., 1988; Beck, Steer, Sanderson & Skeie, 1991; Beck et al., 2010).

Es besteht nun aus 21 Items und wird als ein halbstrukturiertes Interview durchgeführt. Erfragt werden Suizidgedanken, -handlungen, sowie vorbereitende Handlungen und bereits durchgeführte Suizidversuche. Wie beim Selbstbeurteilungsverfahren ist auch hier die innere Konsistenz recht gut und liegt bei $\alpha = 0.89$ (Beck et al., 1988). Das Verfahren wird häufig in Studien angewandt und hat sich auch im klinischen Alltag bewährt. Eine deutschsprachige Version findet sich in einem Buch von Beck und Mitarbeitern (2010).

Columbia-Beurteilungsskala-zur-Suizidalität (Columbia-Suicide Severity Rating Scale, C-SSRS)

Tabelle 18: Kurzbeschreibung C-SSRS

Beurteiler	Strukturiertes Interview
Spezifität	Diagnostik von Suizidgedanken und suizidalen Handlungen
Altersbereich	Ab 12 Jahren
Quelle	Posner et al. (2011)
Bezug	www.cssrs.columbia.edu

Es handelt sich um ein eher kurzes strukturiertes Interview basierend auf 16 Items. Entwickelt wurde es im Sinne eines Screenings im Hinblick auf die Einschätzung und das Vorhandensein von suizidalen Gedanken und Handlungen (Posner et al., 2011). Es kann bei Jugendlichen sowie Erwachsenen eingesetzt werden und es liegt auch eine Fassung für Kinder vor. Die Items beziehen sich auf die Einschätzung von Suizidgedanken und NSSV, Suizidabsicht, Suizidplanung und Suizidversuche. Unterteilt wird auch in eine zeitliche Abfolge. So wird gefragt nach Suizidalität in der Lebenszeit, in den letzten drei Monaten und seit der letzten Begegnung.

Die Skala hat sich als ein zuverlässiges Instrument gezeigt (Posner et al., 2011); die innere Konsistenz lag bei $\alpha = 0.94$. Die Skala liegt in der englischen Version auch in einer elektronischen Fassung vor (Mundt et al., 2010). In Studien hat sich das Instrument als praktikabel erwiesen. Dabei handelt es sich mittlerweile um ein etabliertes Verfahren, welches in viele Sprachen übersetzt wurde und häufig auch in Studien eingesetzt wird (Hesdorffer et al., 2013; Posner et al., 2007). Das Verfahren liegt auch deutschsprachig vor und kann via Internet bei den Herausgebern angefordert werden.

3.2 Verfahren zur Therapie

Die im Folgenden aufgeführten Behandlungsmethoden und -techniken orientieren sich an den empirischen Belegen und Hinweisen für die Behandlung suizidaler Jugendlicher, die in den referierten Übersichtsarbeiten über die Wirksamkeit von Psychotherapie (vgl. Kapitel 1.7.1) dargestellt worden sind.

King et al. (2013) formulierten in ihrem Buch „Teen suicide risk“ einen allgemeinen Behandlungsrahmen, in den spezifische individuum- und auch familienbezogene Interventionen eingebettet werden können. Die einzelnen Komponenten, die in Kapitel 2.2.4

ausführlicher beschrieben werden, beinhalten auf kognitiv-behavioraler Grundlage die Entwicklung von Akut-Interventions- und Sicherheitsplänen unter Einbeziehung aller Betroffenen.

Der große Stellenwert, den kognitiv-behaviorale Vorgehensweisen in der Behandlung suizidaler Jugendlicher haben, findet in einer ganzen Reihe von Veröffentlichungen seinen Niederschlag (Übersichten bei Worchel & Gearing, 2010; King et al., 2013; Teismann et al., 2016).

Da nahezu alle Behandlungsstrategien für suizidale Jugendliche eine mehr oder minder ausgeprägte Zusammenarbeit mit den betroffenen Familien beinhalten, finden sich rein familienbezogene Ansätze eher selten. Wharff und Mitarbeiter (2012) beschreiben bei akut stationär aufgenommenen suizidalen Jugendlichen ein familienbasiertes Vorgehen, das sich aber in seinen Einzelkomponenten stark an den im Kapitel 3.2.1 und 3.2.2 beschriebenen kognitiv-behavioralen Ansätze anlehnt.

Ein auf bindungstheoretischer Grundlage entwickeltes familientherapeutisches Programm zur Behandlung depressiver Jugendlicher (Diamond et al., 2014) hat wiederum einen sehr breiten Behandlungsfokus, der die spezielle suizidale Symptomatik als eines unter vielen (allgemeinen) Veränderungszielen relativiert.

3.2.1 Kognitiv-Behaviorale Therapie zur Suizidprävention

Ein empirisch gut evaluiertes kognitiv-behaviorales Programm zur Behandlung suizidaler Adoleszenter liegt von Stanley und Mitarbeitern (2009) vor, die detailliert Vorgehensweisen und einzelne Techniken auflisten. Der Fokus des Programms ist relativ eng umrissen und liegt auf der Identifikation von Risikofaktoren und der Entwicklung von individuellen und familiären Bewältigungsfertigkeiten (Skills). Zeitlich erstreckt sich das Programm über sechs Monate und ist gegliedert in eine Akutbehandlungsphase (mit ca. 12 bis 16 wöchentlichen Einzelsitzungen und sechs Familiensitzungen) und in eine Kontinuitäts- oder Stabilisierungsphase (mit sechs Einzel- und drei Familiensitzungen). Die Akutbehandlung ist wiederum untergliedert in eine Initialphase und in eine mittlere oder Therapiephase (vgl. Tabelle 19).

Tabelle 19: Überblick über das Behandlungsprogramm für suizidale Adoleszente von Stanley et al. (2009)

A. Die fünf Komponenten der Initialphase der Akutbehandlung	• *Problem- und Verhaltensanalyse (chain analyses):* Zunächst wird gemeinsam mit Patient und Familie verhaltensanalytisch erhoben, welche Auslöser und Bedingungsfaktoren für die Genese und Aufrechterhaltung des Symptomverhaltens relevant sind. • *Aufstellung eines Sicherheitsplanes (safety planning):* Dann werden in einem Sicherheitsplan Schritte und Maßnahmen für den Risikofall festgelegt. Diese umfassen „internale" (d. h. vom Patienten selbst einsetzbare Techniken) und „externale" Strategien (d. h. Hilfestellungen durch andere Personen). • *Psychoedukation:* Im Rahmen einer psychoedukativen Informationsvermittlung werden Patient und Familie über Störungshintergründe und Behandlungsmöglichkeiten aufgeklärt. • *Gründe für (Weiter-)Leben und Aufbau von Hoffnung:* In der Diskussion mit den Beteiligten werden für den Patienten und seine persönliche Situation Gründe entwickelt und aufgelistet, die für ein Weiterleben und gegen einen Selbstmord sprechen, um dadurch eine von Hoffnung geprägte Zukunftshaltung zu induzieren. • *Entwicklung eines Fallkonzepts (case conceptualization):* Auf der Basis all dieser Informationen wird ein individuelles Fallkonzept entwickelt, das ein ätiologisch ausgerichtetes Störungsmodell enthält, aus dem für den konkreten Fall Behandlungsziele und therapeutische Vorgehensweisen und Techniken abgeleitet werden können.
B. Mittlere Phase der Akutbehandlung (= eigentliche Intervention)	• In Einzel- sowie in Familiensitzungen werden kognitiv-behaviorale Techniken vermittelt. • Das individuelle Fertigkeiten-Modul (individual skills modul) umfasst – je nach Fall – Techniken wie Verhaltensaktivierung, Stimmungsprotokolle, Emotionsregulation, Kognitive Restrukturierung, Problemlösefertigkeiten, Zielformulierung, Selbstsicherheitsfertigkeiten und anderes aus dem Kanon der Verhaltenstherapie. • Das Familien-Fertigkeiten-Modul (family skills modul) zielt vorrangig auf die Veränderung von familiären Kommunikations- und Interaktionsmustern ab und setzt dabei die aufgeführten Techniken im familiären Kontext ein.
C. Kontinuitäts- bzw. Stabilisierungsphase	• Diese Phase hat die Sicherung der erreichten Fortschritte zum Ziel. Eine wesentliche Komponente stellt dabei die Rezidivprophylaxe dar. Ausgehend vom initialen Suizidversuch wird eine „Rückfallpräventions-Aufgabe" formuliert, die einen alternativen, konstruktiven Umgang mit dem ursprünglichen Szenario ermöglicht und somit eine Wiederholung unwahrscheinlicher macht. • Über den Fokus der suizidalen Problematik hinaus werden in der Stabilisierungsphase andere, unter Umständen behandlungs- bzw. veränderungsbedürftige Probleme besprochen (z. B. andere psychische Symptome des Patienten; Schwierigkeiten im weiteren Lebensumfeld).

3.2.2 Dialektisch-Behaviorale Therapie für Adoleszente (DBT-A)

Die Dialektisch-Behaviorale Therapie für Adoleszente (DBT-A) hat sich in der Behandlung von suizidalen Gedanken, selbstverletzendem Verhalten und Depression bei Jugendlichen empirisch bewährt (vgl. Kapitel 1.7.1). Die von Linehan 1993 (deutsche Übersetzung 1996a, 1996b) entwickelte Standardform der DBT wurde von Miller et al. (2007) sowie Rathus und Miller (2002) als DBT-A für Adoleszente entwickelt und von Fleischhaker et al. (2010) in Manualform ins Deutsche übertragen und adaptiert.

Auch wenn – der Konzeption der Methode entsprechend – der Behandlungsfokus meist breiter ist als nur auf suizidales Verhalten bezogen (Mehlum et al., 2014), sollen angesichts der Bedeutung und der Verbreitung der DBT-A kurz die wesentlichen Komponenten vorgestellt werden:

- Am Beginn der Behandlung stehen eine ausführliche Diagnostik- und eine unterschiedlich intensive Commitment-Phase.
- Die Einzeltherapie bei der DBT-A besteht aus 16 bis 20 wöchentlichen Einzel- und Gruppentherapiesitzungen, wobei der therapeutische Fokus oszilliert zwischen den Polen der Veränderung und der Akzeptanz. Problemorientierte Veränderungsstrategien umfassen beispielsweise Verhaltensanalysen, Kontingenzmanagement zur Reaktionsverhinderung bei heftigen Gefühlen, kognitiven Strategien zur Veränderung von dysfunktionalen Gedanken und Kommunikationsmustern. Akzeptierende Strategien beinhalten die Validierung des Patienten und auch direkte Interventionen im Lebensumfeld.
- Wichtig ist zudem eine klare Hierarchie der Therapieziele, die die Verhinderung bzw. Verminderung von selbstschädigenden Verhaltensweisen vorrangig adressiert. Weitere Komponenten der Einzeltherapie sind das Führen von Wochenprotokollen, der Einsatz des Telefons für die Kontaktgestaltung zum Therapeuten und durchaus auch das regelmäßige Miteinbeziehen der Familie.
- Die Gruppentherapie bei der DBT-A wird im Rahmen einer „Familien-Fertigkeiten-Trainingsgruppe“ durchgeführt, an der idealerweise fünf Patienten mit je einer engen Bezugsperson teilnehmen. Ziel der Gruppe ist die Psychoedukation und die Vermittlung konkreter Verhaltensfertigkeiten an alle Mitglieder. Die Umsetzung dieser Ziele erfolgt in verschiedenen Modulen, die folgende Fertigkeiten vermitteln: Achtsamkeit, Stresstoleranz, Emotionsregulation, Soziales Kompetenztraining bzw. zwischenmenschliche Fertigkeiten sowie „Walking the Middle Path“ („Den Goldenen Mittelweg finden“). Letzteres ist eine Ergänzung zur Standard-DBT, die speziell auf die familiären Probleme und Konflikte von Jugendlichen Bezug nimmt.

4 Materialien

Übersicht	
M01	Leitfaden – Gesprächsführung mit suizidalen Jugendlichen
M02	Explorationsleitfaden zu Suizidgedanken, zur suizidalen Absicht und Intention, zum Suizidplan und Suizidversuch
M03	Checkliste zur Risikoeinschätzung für einen Suizidversuch
M04	Behandlungsvereinbarung
M05	Sicherheitsplan

M01 Leitfaden – Gesprächsführung mit suizidalen Jugendlichen

Heikles benennen

- Suizidvorstellungen, -vorbereitungen, Abschiedsbriefe.
- Vorstellung der Folgen des Suizids in der Familie, im sonstigen persönlichen Umfeld.
- Mit Informationen von Dritten über gefährdende Handlungen/Pläne konfrontieren (SMS, Chat-Inhalte, Äußerungen, Androhungen, Briefe, Internetrecherche usw.).

Ambivalenz ansprechen

- Patient ist hin- und hergerissen zwischen Suche nach Hilfe und Abwehr der Hilfe.

Überprüfung bestehender dysfunktionaler Annahmen und Überzeugungen

- Die Aussage infrage stellen, dass es keine Lösung und keinen Ausweg für das bestehende Problem gibt.
- Katastrophisierungen relativieren.

Verborgenen Appell beachten

- Der Arzt/Therapeut zeigt dem Patienten, dass er seine Suizidalität als Ausdruck einer seelischen Not erkennt.
- Wut, Ärger und Aggression ansprechen und zulassen.
- Verständnisvoll aufnehmen, jedoch nicht verstärken; Fremd- und Selbstbeschuldigungen taktvoll unterbrechen.
- Würdigung von Schuld, Verlust, Kränkung.

Würdigung von Beziehungsverantwortung

- Verdeutlichung der wichtigen Bedeutung des suizidalen Menschen für seine Angehörigen.
- Würdigung des verborgenen Problemlöse-Versuches.
- Verständnis für den Gedanken oder Impuls zeigen, als unerträglich Empfundenes durch Suizid zu unterbrechen, ***ohne*** den Suizid gutzuheißen.

M02 Explorationsleitfaden zu Suizidgedanken, zur suizidalen Absicht und Intention, zum Suizidplan und Suizidversuch

Suizidgedanken

- Was war/ist Anlass deiner Verzweiflung?
- Hast du Gedanken, dass dein Leben nicht mehr lebenswert ist?
- Beschäftigst du dich mit Gedanken, dir selber etwas anzutun, um zu sterben?
- Hast du den Wunsch, nicht mehr leben zu wollen?
- Seit wann denkst du daran, dir das Leben nehmen zu wollen?
- Wann hattest du das erste Mal einen solchen Gedanken?
- Gab es einen besonderen Auslöser für diese Gedanken oder kamen sie von ganz alleine?
- Hast du oft solche Gedanken?
- Kommen diese Gedanken immer wieder und drängen sie sich dir auf?
- Hast du schon einmal mit jemanden über deine Gedanken gesprochen? Kennt jemand diese Gedanken?
- Hattest du früher schon einmal solche Gedanken?

Suizidale Absicht und Intension

- Hast du dich denn schon dazu entschlossen, dir das Leben zu nehmen?
- Beschäftigst du dich denn damit, wie, wann und wo du dir das Leben nehmen würdest?
- Sind diese Gedanken sehr belastend für dich?
- Gibt es noch Zeiten, wo du diese Gedanken nicht hast?
- Was hat dich bisher davon abgehalten, diesen Gedanken nachzugeben?
- Wie hast du bisher versucht, mit der Verzweiflung fertigzuwerden?

Suizidplan

- Wie hast du dir vorgestellt, diesen Gedanken in die Tat umzusetzen?
- Hast du einen Plan, wie du dich umbringen würdest?
- Hast du dich denn schon genauer informiert, wie konkret oder mit was du dich umbringen würdest?
- Welche konkreten Vorbereitungen hast du getroffen (Tabletten gesammelt, Klinge vorbereitet, Brücke/Bahnstrecke ausgewählt/besichtigt, Internetrecherche durchgeführt)?

Suizidversuch

- Hast du schon früher versucht, dir das Leben zu nehmen?
- Kennst du Menschen, die sich das Leben genommen haben oder es versucht haben (Familie, Freunde, Schule, Verein, Medien usw.)?
- Gab es einen konkreten Auslöser für deinen Suizidversuch?
- Wie hast du versucht, dir das Leben zu nehmen?
- Hast du vor dem Suizidversuch Alkohol getrunken, Tabletten oder andere Drogen eingenommen?
- Warst du bei dem Suizidversuch alleine?
- Hast du Vorkehrungen getroffen, dass dein Suizidversuch nicht entdeckt wird?
- Hast du kurz vor, während oder nach dem Suizidversuch irgendjemanden Bescheid gesagt (z. B. Handyanruf, SMS, WhatsApp)?
- Warst du sicher, dass du sterben wirst?
- Hast du dir Gedanken gemacht, was passiert, wenn du tot bist?

- Wie würden deine Eltern/Geschwister/Großeltern/Freunde/Schulkameraden/Lehrer auf deinen Tod reagieren?
- Wie haben sie auf einen evtl. früheren Versuch reagiert?
- Hast du einen Abschiedsbrief geschrieben oder Regelungen für die Zeit nach deinem Tod getroffen?
- Warum hat es mit diesem Suizidversuch nicht geklappt?
- Was hast du gedacht, getan oder gefühlt, als du gemerkt hast, dass du durch den Suizidversuch nicht sterben wirst?

M03	Checkliste zur Risikoeinschätzung für einen Suizidversuch	
Risikofaktor	**Geringes Risiko**	**Großes Risiko**
Suizidabsicht	Wunsch nach Ruhe und Hilfe, kein Handlungsdruck, ambivalent	Dringender Wunsch zu sterben, fest entschlossen
Suizidale Gedanken	Flüchtig, nicht konkret, kein Leidensdruck	Seit längerem vorhanden, quälend, wiederkehrend, mit konkretem Inhalt
Suizidplan	Noch kein konkreter Plan, nicht über mögliche Methode informiert	Konkret durchdacht, Methode mit hoher Letalität gewählt, Vorbereitungen getroffen
Suizidale Handlungen	Bisher keine	Vorhanden, auch wiederholt, mit Planung, Methode mit hoher Letalität gewählt
Selbstverletzendes Verhalten	Nicht vorhanden oder oberflächlich über einen kurzen Zeitraum	Schwer und tief, nahtpflichtig, repetitiv, über einen längeren Zeitraum
Verlust einer Liebes-/Freundschaftsbeziehung	Trennung selbst herbeigeführt oder im gegenseitigen Einverständnis	Beendigung einer Liebes-/Freundschaftsbeziehung gegen den ausdrücklichen Willen, verbunden mit Kränkung und/oder Scham
Aktuelle Konflikte	Keine gravierenden und besonders belastenden Konflikte	Ungelöster belastender Konflikt mit Verzweiflung, ohne Lösungsansatz
Affektivität	Leicht eingeschränkte Stimmungslage, aber schwingungsfähig	Deutlich niedergeschlagen, traurig, rat- und hilflos, depressiv, Drogenkonsum
Mobbing	Leichte Hänseleien, Freundschaften	Ausgeprägter Außenseiter, wenig bis gar keine Freunde, starkes Hänseln bis hin zum Mobbing
Psychische Auffälligkeiten	Keine gravierenden Auffälligkeiten vorhanden	Belastende Schlafstörungen, Drogen-/Alkoholmissbrauch, Schulabsentismus
Psychiatrische Erkrankungen	Keine psychiatrische Störung von Krankheitswert, in Behandlung oder Remission	Ausgeprägte Depression, Schizophrenie, emotional-instabile Persönlichkeitsstörung, bipolare Störung
Traumatische Lebensereignisse	Keine schwerwiegenden und belastenden Traumata	Erlebter sexueller Missbrauch und/oder körperliche Übergriffe
Persönlichkeitsmerkmale	Ausgeglichen, Problemlösefertigkeiten vorhanden, kognitive Ressourcen	Impulsivität, Auto- und Fremdaggression, Kränkbarkeit, kognitive Defizite
Suizidversuche in der Vorgeschichte	Keine Suizidversuche	Mehrere Suizidversuche
Positive Familienanamnese für Suizide und/oder -versuche	Nicht vorhanden	Suizidversuche oder Suizide in der Familie
Gewalt in der Familie und/oder Drogenmissbrauch	Keine Gewalt in der Familie, kein Drogenmissbrauch	Gewalt zwischen den Eltern, gegen die Kinder durch die Eltern, Drogenmissbrauch bei Eltern/Geschwistern
Familiäre Konflikte	Kaum oder nur im geringen Maße, Lösungsstrategien liegen vor, externe Hilfesysteme aktiviert	Massive ungelöste Konflikte, destabilisierend, wenig bis keine Lösungsstrategien vorhanden, kaum Hilfen
Soziales Umfeld	Soziale Kompetenz, vorhanden, soziales Netz, viel soziale Unterstützung	Isolierte Familie, sozial destabilisierenden Familienverhältnisse, kein soziales Netz, weitgehend alleine

M04 Behandlungsvereinbarung

Ich ____ [Name] erkläre mich dazu bereit, aktiv im Behandlungsprozess mitzuarbeiten.

Diese aktive Mitarbeit in der Behandlung beinhaltet folgende Punkte:

1. Regelmäßiger Besuch der Therapiesitzungen (oder rechtzeitige Information an die Therapeutin/den Therapeuten, wenn ich nicht daran teilnehmen kann).
2. Die Formulierung von Behandlungszielen.
3. Die offene und ehrliche Äußerung meiner Meinungen, Gedanken und Gefühle gegenüber meiner Therapeutin/meinem Therapeuten (sowohl was negative als auch was positive Gedanken betrifft, aber vor allem auch meine negativen Gefühle).
4. Eine aktive Teilnahme an den Therapiesitzungen.
5. Die Umsetzung und Mitarbeit bei Hausaufgaben.
6. Sofern erforderlich, die regelmäßige Einnahme meiner Medikamente.
7. Das Ausprobieren von neuen Verhaltensweisen und neuartigen Umgangsweisen mit bestimmten Dingen.
8. Den Einsatz meines Kriseneinsatzplanes, sofern dies erforderlich ist (und in den Krisenkarten aufgeführt ist).

Ich erkenne an, dass eine erfolgreiche Behandlung von dem Ausmaß an Energie und Aufwand abhängt, das ich bereit bin, einzubringen. Wenn ich das Gefühl habe, dass die Behandlung nicht hilft, erkläre ich mich bereit, dies mit meiner Therapeutin/meinem Therapeuten zu besprechen und zu einer Lösung dieser Probleme beizutragen.

Zusammenfassend erkläre ich mich damit bereit, am Leben zu bleiben.

Diese Vereinbarung gilt für die nächsten drei Monate und wird dann neu verhandelt und ggf. verändert.

Unterschrift: ______________________________ Datum: ________________

Zeuge: ______________________________

M05 Sicherheitsplan

1. Was sind meine Auslöser für Suizidgedanken oder selbstverletzendes Verhalten? Wie und woran kann ich erkennen (Warnzeichen!), ob ich selbst etwas machen muss, um mich zu schützen und sicher zu bleiben?

   Auslöser: ____________________

   Warnzeichen: ____________________

2. Was kann ich tun, wenn ich die Auslöser für Suizidgedanken oder Selbstverletzungsdruck bemerke:

   a) Ich versuche, mich zu entspannen mit/durch:

   ____

   b) Ich kann körperlich Aktivitäten machen, wie zum Beispiel:

   ____

   c) Ich kann mich ablenken mit/durch:

   ____

   d) Ich kann hilfreiche Sätze oder Gedanken einsetzen, wie zum Beispiel:

   ____

   ____

   e) Ich kann mit folgenden Familienmitgliedern, Freunden, Helfern Kontakt aufnehmen:

Name:	Telefonnummer:

   f) Ich rufe bei meiner Therapeutin/meinem Therapeuten oder bei der Notfallnummer an ODER ich gehe direkt zur Notfallabteilung im Krankenhaus:

   Notfall-Nummer: ____________________

   Nächste Notfall-Abteilung: ____________________

   Mein Therapeut/Arzt: ____________________

   Dienstzeiten der zuständigen Klinik: ____________________

   Selbstmord-Präventions-Hotline: ____________________

   g) Ich entferne alle Mittel und Methoden, mit denen ich mich verletzen kann; ich lasse mir dabei von Familienmitgliedern oder anderen Menschen helfen.

3. Einige Sachen und Dinge, die mir sehr wichtig sind, und die es wert sind, dafür am Leben zu bleiben:

____

____

____

____

____

unterzeichnet von:

Patient/in: ______________________ Datum: ____________

Therapeut/in: ______________________ Datum: ____________

Eltern(teil): ______________________ Datum: ____________

5 Fallbeispiele

In den folgenden Fallbeispielen werden Jugendliche vorgestellt, bei denen suizidale Gedanken und/oder suizidale Handlungen Vorstellungsanlass waren. Die Fallbeispiele sollen vor allem aufzeigen, wie unterschiedlich die Faktoren, Probleme und Konflikte, die zu einer erhöhten Suizidalität führen, sein können. Anhand der Fallbeispiele soll auch veranschaulicht werden, welche Faktoren insbesondere für die Risikoabschätzung wichtig sind.

5.1 Claudia (14 Jahre)

Aktuelle Symptomatik und Vorstellungsanlass

Claudia kommt als Konsilanfrage aus der Kinderklinik zur ambulanten Vorstellung in die Kinder- und Jugendpsychiatrie. In die Kinderklinik ist sie am Abend zuvor aufgenommen worden, nachdem sie vom Notarzt und im Rettungswagen dort notfallmäßig vorgestellt worden war. Bei Aufnahme in der Kinderklinik war Claudia hochgradig erregt und wirkte deutlich alkoholisiert. Ihr Atemalkoholwert lag bei 1,2‰. Der Notarzt teilte mit, dass er von Freundinnen von Claudia in einen Park gerufen worden sei, weil Claudia dort gegenüber den Freundinnen suizidale Äußerungen gemacht habe. Bei seinem Eintreffen sei Claudia hochgradig erregt gewesen, sie habe verzweifelt gewirkt, habe geschrien und sich gegen den Notarzt und die Sanitäter massiv zur Wehr gesetzt. Dabei habe sie versucht, sich mit einer Glasscherbe zu verletzen, und die Freundinnen hätten angegeben, dass Claudia versucht habe, sich die Pulsadern aufzuschneiden. Der Notarzt stellte vor Ort bei Claudia leichte Verletzungen am Handgelenk fest, konnte mit Claudia jedoch nicht in Kontakt treten und sie auch nicht beruhigen. Sie kam dann im Sicherungstransport in die Kinderklinik. Auch in der Kinderklinik zeigte sich Claudia nicht absprachefähig, sie war erregt, schrie, machte weiterhin suizidale Ankündigungen und musste phasenweise in der Kinderklinik im Bett fixiert werden. In der Nacht noch wurden die Eltern informiert, die sich sehr überrascht und besorgt zeigten.

Psychopathologischer Befund

Im Gespräch zeigte sich Claudia bewusstseinsklar und allseits orientiert. Im Gesamtverhalten war sie sehr zurückhaltend, kooperativ, schämte sich sehr für das Vorgefallene. Die Stimmungslage war niedergeschlagen, affektiv war Claudia jedoch gut schwingungsfähig. An Ängsten bestand die Angst und Sorge, den Eltern das Vorgefallene zu erklären. Die Antriebslage war völlig regelrecht, im Gespräch zeigten sich keinerlei Hinweise für weitere Angst- oder Zwangsphänomene. Claudia gab an, massive Konflikte mit den Eltern, und hier insbesondere mit dem Vater, zu haben. Grund hierfür seien ihre deutlich schlechter gewordenen Schulleistungen und dass ihr Vater mit ihrem Freund in keiner Weise einverstanden sei. Weiter kann sich Claudia im Gespräch glaubhaft und klar von bestehender Suizidalität distanzieren. Sie gibt an, dass sie im Vorfeld nie suizidale Gedanken gehabt habe und dass es bei ihr bisher auch nie zu suizidalen Handlungen gekommen sei. Auch habe sie sich bisher nie selbst verletzt. Grund für die Probleme im Park seien Streitigkeiten mit den Freundinnen und mit der neuen Clique ihres Freundes gewesen. Auch habe sie das erste Mal in ihrem Leben vermehrt Alkohol getrunken und sei plötzlich sehr schnell betrunken gewesen. So habe sie Wodka mit Fanta gemixt getrunken, könne jedoch nicht sagen, wie viel Wodka sie wirklich getrunken habe. Bisher sei sie noch nie betrunken gewesen und würde auch sonst keine Drogen konsumieren.

Eigenanamnese

Die Eltern beschreiben eine völlig unauffällige frühkindliche psychomotorische Entwicklung. Claudia sei im Kindergarten und in der Grundschule immer gut integriert gewesen, habe Freundinnen gehabt und es habe eigentlich nie Schwierigkeiten gegeben. Auch in der Grundschule sei sie eine gute Schülerin gewesen und habe deshalb auch die Empfehlung für das Gymnasium erhalten. Auch die ersten Jahre auf dem Gymnasium seien völlig problemlos verlaufen. Claudia sei eigentlich durchgängig eine gute Schülerin gewesen. Jetzt sei sie in der 10. Klasse. Nachdem sie mit ihrem neuen Freund zusammengekommen sei, habe sich ihr schulisches Engagement deutlich verringert und sie habe parallel auch deutlich schlechtere Leistungen erzielt. In den letzten Klausuren habe sie Vierer und Fünfer geschrieben und nach Einschätzung des Vaters sei im Sommer die Versetzung durchaus gefährdet, wenn Claudia nicht wieder mehr für die Schule arbeite. Weiter geben die Eltern an, dass Claudia zuletzt ihren Freundeskreis komplett gewechselt habe und sich dem Freundeskreis ihres 16-jährigen Freundes zugewandt habe. Dieser neue Freundeskreis sei den Eltern kaum bekannt, auch den Freund habe man nur flüchtig kennengelernt. Dieser sei albanischer Nationalität und wäre aktuell ihrer Kenntnis nach ohne Beschäftigung. Eine Schule würde dieser Jugendliche auch nicht besuchen. Claudia habe jahrelang intensiv Volleyball im Verein gespielt, zuletzt habe sie gegen den ausdrücklichen Willen der Eltern den Sport aufgegeben. Nach Einschätzung der Eltern sei hier auch die neue Freundesclique die Ursache.

Familienanamnese

Die Eltern haben sich getrennt, als Claudia 8 Jahre alt war. Beide Eltern sind neu verheiratet und leben in diesen neuen Ehen. Der Vater habe mit seiner neuen Ehefrau einen Sohn, dieses Halbgeschwister von Claudia sei 6 Jahre alt. Beide Eltern seien berufstätig und gesund und es gebe keine Konflikte mehr zwischen den Eltern. Aktuell sei auf Claudias Wunsch die Regelung so, dass Claudia unter der Woche beim Vater leben würde und am Wochenende überwiegend bei der Mutter. Der Vater bestätigt, dass es zuletzt massive Konflikte mit Claudia gegeben habe, da er mit dem neuen Freundeskreis und dem Freund in keiner Weise einverstanden sei und es auch vermehrt Konflikte wegen den schlechten Schulleistungen gegeben habe.

Risikoeinschätzung

Als Risikofaktoren im Hinblick auf eine bestehende Suizidalität fanden sich bei Claudia in der Aufnahmesituation noch die deutliche Stimmungsverschlechterung sowie die Angst und auch leichte Verzweiflung bezüglich des ungelösten Konflikts mit dem Vater. Ein weiterer Risikofaktor war, dass Claudia bei der Suizidankündigung unter Alkoholeinfluss stand. Weiterer belastender Faktor war für Claudia die Problematik, dass die Eltern und insbesondere der Vater mit ihrem Freund in keiner Weise einverstanden waren. Beide Eltern sahen hier eine negative Entwicklung für ihre Tochter und sahen hierfür Anzeichen im Wechsel des Freundeskreises, dem Einstellen ihrer Hobbys und sportlichen Interessen sowie in der Verschlechterung ihrer schulischen Leistungen.

Therapieplanung und Therapieschwerpunkte

Da bei Claudia wenig Risikofaktoren für eine weiter bestehende Suizidalität vorlagen, die Eltern als Ressource sehr gut im Kontakt waren und sich kooperativ und bemüht zeigten und sich Claudia glaubhaft und klar von bestehender Suizidalität distanzieren konnte, wurde ein ambulantes Therapiesetting vorgeschlagen. Primäres Ziel war eine Krisenintervention, um den bestehenden familiären Konflikt zu entschärfen.

Therapieverlauf

Die Patientin wurde nicht stationär aufgenommen. Es wurden den Eltern und Claudia jedoch für die gleiche Woche Gespräche angeboten. Zuerst fanden die Gespräche allein mit den Eltern und auch alleine mit Claudia statt. Claudia artikulierte hier sehr klar, dass sie sich von den Eltern nicht akzeptiert und in ihren Wünschen nicht beachtet fühle. Sie äußerte den Eindruck, dass der Vater prinzipiell ein Vorurteil gegen Jugendliche mit Migrationshintergrund habe und besonders mit Migrationshintergrund Albanien. Im Einzelgespräch räumte sie jedoch auch klar eigene Versäumnisse ein, insbesondere, was ihr schulisches Engagement betraf.

Im Gespräch mit den Eltern alleine sprachen diese noch einmal klar ihre Sorge an, dass ihre Tochter durch die Beziehung durch ihren Freund überwiegend Anschluss in einer Clique von durchweg älteren Jugendlichen finde. Der Vater räumte ein, dass er sich in den verschiedenen Konfliktgesprächen zu Hause sehr negativ über den Freund geäußert habe, ohne diesen genauer zu kennen.

In der Folge wurden gemeinsame Familiengespräche vereinbart, die zu Beginn klären sollten, welche Wünsche und Forderungen die einzelnen Familienmitglieder untereinander haben. Der Konflikt konnte insgesamt entschärft werden und es konnten für den Umgang bei Mutter und Vater Familienregeln aufgestellt werden, die von allen Personen der Kernfamilie akzeptiert wurden.

In einem zweiten Teil der Gespräche wurden dann auch die Partner der Eltern von Claudia miteinbezogen, um diese Familienregeln auch auf die gegebenen Lebenssituationen zu übertragen.

Claudia zeigte sich durch die klärenden Gespräche sehr entlastet und artikulierte keinen weiteren Hilfebedarf mehr, insbesondere sah sie für sich keinen Bedarf an einer regelmäßigen ambulanten Psychotherapie. Es wurde mit Claudia und der Familie vereinbart, dass schnelle Wiedervorstellungen stattfinden können, falls es zu einer Verschlechterung im familiären Umfeld kommen würde.

5.2 Melanie (15 Jahre)

Aktuelle Symptomatik und Vorstellungsanlass

Melanie wird nach einem Gespräch mit der Schulpsychologin als „Notfall" mit dem Rettungswagen unangemeldet in der Klinik für Kinder- und Jugendpsychiatrie vorgestellt. Die Schulpsychologin berichtet, dass Melanie gegenüber Mitschülern suizidale Äußerungen getätigt und sie deshalb das Gespräch gesucht habe. Melanie habe bei ihr angegeben, dass sie seit einem Monat Suizidgedanken habe und sich überlege, sich die Pulsadern zu öffnen. Sie habe einen Freund, der auch überlege, sich zu suizidieren und auch schon Suizidversuche unternommen habe. Mit diesem habe Melanie in der Schulpause telefoniert und sich mit ihm gestritten. Der Freund habe dann suizidale Äußerungen getätigt und einfach aufgelegt. Melanie habe nun große Angst, dass sich ihr Freund suizidieren könnte. Er ginge nicht mehr an sein Handy. Melanie habe gesagt, wenn ihr Freund tot sei, wolle sie auch nicht mehr leben.

Psychopathologischer Befund

Melanie ist bewusstseinsklar und allseits orientiert. Im Gespräch wirkt sie abwesend, zeigt deutliche Konzentrationsstörungen bei unauffälliger Merkfähigkeit. Im Gesamtverhalten ist sie wenig kontakt- und gesprächsbereit. Ihre Stimmungslage ist gedrückt und niedergeschlagen. Affektiv ist sie eingeschränkt schwingungsfähig. Immer wieder weint sie und verlangt, sofort in die Wohnung des Freundes fahren zu dürfen. Bis auf die Angst, dass ihr Freund sich suizidiert hat, werden keine weiteren Ängste oder Zwänge angegeben. Der formale Gedankengang erscheint leicht verlangsamt und auf den möglichen Suizid des Freundes eingeengt. Sie gibt an, dass sie mit dem Freund auch über einen gemeinsamen Suizid nachgedacht und gesprochen habe. Auf Fragen nach ihrem eigenen Wunsch, sterben zu wollen, antwortet Melanie nicht und entzieht sich einem weiteren Gespräch. Auch Fragen zu möglichen Selbstverletzungen werden verweigert.

Eigenanamnese

Die Eltern beschreiben eine völlig unauffällige frühkindliche psychomotorische Entwicklung. Auch im Kindergarten und der Grundschule war Melanie gut integriert ohne irgendwelche Auffälligkeiten.

Ab dem 3. Schuljahr habe Melanie unter Konzentrationsproblemen gelitten. Zum Zeitpunkt der Vorstellung besucht Melanie die 8. Klasse der Realschule. Melanie sei immer eine gute und unauffällige Schülerin gewesen. Seitdem sie mit ihrem Freund – dieser sei 18 Jahre alt und lebe in einer eigenen Wohnung – befreundet wäre, sei es zum Leistungseinbruch gekommen. Dieser junge Mann sei die erste feste Beziehung von Melanie. Nach Aussage der Eltern sei die Beziehung mit dem Freund problematisch. Es gäbe ständig Streit zwischen Melanie und ihrem Freund. Dieser sei extrem eifersüchtig und würde sich massiv selbst verletzen. Seitdem hätte Melanie auch damit begonnen, sich an der Armen zu schneiden. Melanie würde sich für den Freund sehr verantwortlich fühlen, ihre persönliche Existenz drehte sich nahezu ausschließlich um den Freund. Sie fänden keinen Kontakt mehr zu ihrer Tochter. Es gäbe in letzter Zeit massive Konflikte mit der Mutter wegen ständiger Telefonate mit diesem Freund und der Verschlechterung der Schulnoten. Nach Ansicht der Eltern sei Melanie mit dieser Beziehung völlig überfordert und dieser Freund tue ihr nicht gut. Von ihrem Freundeskreis habe sich Melanie immer mehr zurückgezogen. Bis zu der Beziehung mit dem Freund sei Melanie im Wesen zuverlässig, kommunikativ und fröhlich gewesen. Sie sei sehr hilfsbereit und gutmütig. Zuletzt sei ihre Stimmung eigentlich nur noch gedrückt und niedergeschlagen gewesen.

Familienanamnese

Die Mutter ist von Beruf Kinderpflegerin und in Teilzeit beschäftigt. Bei der Mutter liegen keine Erkrankungen vor. Der Vater ist Elektriker und als Angestellter voll berufstätig und ebenfalls gesund. Die Ehe wird als gut und stabil geschildert. Melanie habe einen älteren Bruder; dieser sei in Ausbildung und ebenfalls gesund. Sie habe zum Bruder immer ein gutes Verhältnis gehabt, sich zuletzt jedoch auch von diesem zurückgezogen. Das Verhältnis zu den Eltern sei zuletzt sehr angespannt und konfliktreich gewesen. Man habe keinen Zugang mehr zu Melanie gefunden.

Risikoeinschätzung

Melanie verweigerte in der Vorstellung Aussagen zu möglichen suizidalen Gedanken und Handlungen. Von den Eltern werden hingegen suizidale Gedanken bei Melanie angegeben. Es liegen suizidale Äußerungen gegenüber Mitschülern und der Schulpsychologin vor. Es gibt selbstverletzendes Verhalten in der Vorgeschichte. Die Stimmungslage ist schlecht, affektiv besteht eine hohe Anspannung und Belastung. Es liegt ein ungelöster Konflikt mit dem Freund vor und die Fortführung der Liebesbeziehung sei fraglich. Auch steht ein möglicher aktueller Suizidversuch des Freundes im Raum. Ein weiterer belastendender Faktor ist die familiäre Problematik. Die Eltern sind mit dem Freund ihrer Tochter in keiner Weise einverstanden und sehen diese Beziehung als ursächlich für die emotionale Belastung ihrer Tochter. Es liegt von Melanie keine klare Distanzierung von suizidalen Handlungen vor.

Therapieplanung und Therapieschwerpunkte

Aufgrund der fehlenden Distanzierung von suizidalen Handlungen und dem Vorliegen einer ganzen Reihe von zum Teil massiven Risikofaktoren für einen Suizid besteht die Indikation für eine stationäre Behandlungsmaßnahme. Da Melanie in eine stationäre Behandlung nicht freiwillig einwilligt, jedoch eine akute Eigengefährdung nicht ausgeschlossen werden kann, erfolgt ein Beschlussantrag der Eltern nach § 1631b BGB. Dieser wird vom zuständigen Familienrichter genehmigt. Kurzfristiges Ziel der Behandlung ist die emotionale Stabilisierung und Klärung der Konfliktlage mit dem Freund. Kurz- bis mittelfristiges Ziel ist die Verbesserung der emotionalen bzw. depressiven Symptomatik sowie die Behandlung der familiären Konflikte und die Reintegration in das soziale Umfeld.

Therapieverlauf

Die Patientin wurde stationär auf eine besonders geschützte Station aufgenommen. Nachdem sich Melanie mit der stationären Behandlung langsam abgefunden hatte, erfolgte der Aufbau einer therapeutischen Beziehung. Wiederholte Versuche der Kontaktaufnahme mit dem Freund schlugen fehl. Daraufhin wurde die Polizei kontaktiert und diese suchte den jungen Mann in seiner Wohnung auf, da Melanie große Sorge hatte, dass dieser sich suizidiert haben könnte. Der junge Mann hatte sich tatsächlich durch Erhängen suizidiert. Dies führte bei Melanie zu einer krisenhaften Zuspitzung. Sie benötigte eine Eins-zu-eins-Betreuung sowie eine Medikation und zeigte sich hoch suizidal. Sie teilte mit, dass es eine Suizidabsprache gäbe: Wenn sich einer von ihnen suizidieren würde, habe der andere versprochen, diesem zu folgen. Ganz allmählich konnte im Rahmen einer multimodalen Therapie eine Stabilisierung erreicht werden und im Verlauf eine Verlegung auf eine offene Station. Die Trauerarbeit wurde intensiv begleitet. Es zeigte sich in der Folge eine schwere depressive Symptomatik, die psychotherapeutisch und pharmakologisch erfolgreich behandelt werden konnte. Nach einer mehrwöchigen Behandlung konnte Melanie entlassen werden und wurde weiter ambulant jugendpsychiatrisch behandelt. Parallel wurden gemeinsame Familiengespräche vereinbart, die zu Beginn klären sollten, welche Wünsche und Forderungen die einzelnen Familienmitglieder untereinander haben. Die Konflikte konnten insgesamt entschärft werden und Melanie ging in die Familie zurück.

6 Literatur

American Psychiatric Association. (2013). *Diagnostic and statistical manual of mental disorders* (5th ed.). Arlington, VA: American Psychiatric Publishing. http://doi.org/10.1176/appi.books.9780890425596

American Psychiatric Association/Falkai, P. et al. (2018). *Diagnostisches und Statistisches Manual Psychischer Störungen - DSM-5* (2. Aufl.). Göttingen: Hogrefe.

Apter, A. & King, R.A. (2006). Management of the depressed, suicidal child or adolescent. *Child and Adolescent Psychiatry Clinical North America, 15,* 999–1013. http://doi.org/10.1016/j.chc.2006.05.009

Ayub, N. (2008). Validation of the Urdu translation of the Beck Scale for Suicide Ideation. *Assessement, 15,* 287–293. http://doi.org/10.1177/1073191107312240

Beautrais, A.L., Joyce, P.R. & Mulder, R.T. (1996). Risk factors for serious suicide attempts among youth aged 13 through 24 years. *Journal of American Academy of Child and Adolescents Psychiatry, 35,* 1174–1182. http://doi.org/10.1097/00004583-199609000-00015

Beck, A.T., Kovacs, M. & Weissmann, A. (1979). Assessment of suicidal intention: the scale for suicidal ideation. *Journal of Consulting and Clinical Psychology, 47,* 343–352. http://doi.org/10.1037/0022-006X.47.2.343

Beck, A.T., Rush, A.J., Shaw, B.F. & Emercy, G. (2010). *Kognitive Therapie der Depression.* Weinheim: Belz.

Beck, A.T. & Steer, R.A. (2016). *BSS. Beck Scale for Suicide Ideation. Beck-Suizidgedanken-Skala* (Deutsche Fassung von S. Kliem, E. Brähler). Frankfurt am Main: Pearson.

Beck, A.T., Steer, R.A. & Ranieri, W.F. (1988). Scale for suicide ideation – psychometric properties of a self-report version. *Journal of Clinical Psychology, 44,* 499–505. http://doi.org/10.1002/1097-4679(198807)44:4<499::AID-JCLP2270440404>3.0.CO;2-6

Beck, A.T., Steer, R.A., Sanderson, W.C. & Skeie, T.M. (1991). Panic disorder and suicidal ideation and behavior: discrepant findings in psychiatric outpatients. *American Journal of Psychiatry, 148,* 1195–1199. http://doi.org/10.1176/ajp.148.9.1195

Becker, K., Adam, H., In-Albon, T., Kaess, M., Kapusta, N., Plener, P. für die Leitliniengruppe (2017). Diagnostik und Therapie von Suizidalität im Jugendalter: Das Wichtigtse in Kürze aus den aktuellen Leitlinien. *Zeitschrift für Kinder- und Jugendpsychiatrie und Psychotherapie, 45,* 485–497.

Becker, K. & Keitel, A.E. (2013). Suizidales Verhalten. In F. Petermann (Hrsg.), *Lehrbuch der klinischen Kinderpsychologie* (7., überarb. u. erw. Aufl., S. 459–476). Göttingen: Hogrefe.

Becker, K., Manthey, T., Kaess, M., Brockmann, E., Zimmermann, F. & Plener, P.L. (2017). Postvention bei Suizid: Was man als Kinder- und Jugendpsychiater wissen sollte. *Zeitschrift für Kinder- und Jugendpsychiatrie und Psychotherapie, 30,* 1–8. http://doi.org/10.1024/1422-4917/a000512

Bernert, R.A., Turvey, C.L., Conwell, Y. & Joiner, T.E. (2014). Association of poor subjective sleep quality with risk for death by suicide during a 10-year period: a longitudinal population-based study of late life. *Journal of the American Medical Association, 71,* 1129–1137.

Berthod, C., Giraud, C., Gansel, Y., Fourneret, P. & Desombre, H. (2013). Suicide attempts of 48 children aged 6–12 years. *Archives of Pediatric, 20,* 1296–1305. http://doi.org/10.1016/j.arcped.2013.09.016

Björkenstam, C., Björkenstam, E., Hjern, A., Boden, R. & Reutfors, J. (2014). Suicide in first episode psychosis: a nationwide cohort study. *Schizophrenia Research, 157,* 1–7. http://doi.org/10.1016/j.schres.2014.05.010

Bohus, M. & Berger, M. (1996). M. Linehan dialectic behavioral psychotherapy. A new concept in the treatment of borderline personality disorders. *Nervenarzt, 67,* 911–923. http://doi.org/10.1007/s001150050072

Bondy, B., Buettner, A. & Zill, P. (2006). Genetics of suicide. *Molecular Psychiatry, 11,* 336–351. http://doi.org/10.1038/sj.mp.4001803

Borowsky, I.W., Talliaferro, L.A. & McMorris, B.J. (2013). Suicidal thinking and behavior among youth involved in verbal and social bullying: a risk and protective factors. *Journal of Adolescence Health, 53,* 4–12. http://doi.org/10.1016/j.jadohealth.2012.10.280

Bowers, L., Banda, T. & Nijman, H. (2010). Suicide inside: a systematic review of inpatients suicides. *Journal of Nervous Disease, 198,* 315–328. http://doi.org/10.1097/NMD.0b013e3181da47e2

Brabant, M.E., Hebert, M. & Chagnon, F. (2014). Predicting suicidal ideations in sexually abused female adolescents: a 12-month prospective study. *Journal of Sexual Abuse, 23,* 387–397. http://doi.org/10.1080/10538712.2014.896842

Braun, C., Bschor, T., Franklin, J. & Baethke, C. (2016). Suicides and suicide attempts during long-term treatment with antidepressant: a meta-analysis of 29 placebo-controlled studies including 6934 patients with major depressive disorder. *Psychotherapy and Psychosomatic, 85,* 171–179.

Brent, D., Greenhill, L., Compton, S., Emslie, G., Wells, K., Walkup, J. et al. (2009). The treatment of adolescent suicide attempters (TSA) study: Predictors of suicidal events in an open treatment trial. *Journal of American Academy Child Adolescents Psychiatry, 48,* 987–996.

Brent, D.A. & Mann, J.J. (2006). Familial pathways to suicidal behavior – understanding and preventing suicide among adolescents. *New England Journal of Medicine, 355,* 2719–2721. http://doi.org/10.1056/NEJMp068195

Brent, D., McMakin, D.L., Kennard, B.D., Goldstein, T., Mayes, T.L. & Douaihy, A.B. (2013). Protecting adolescents from self-harm: a critical review of interventions studies. *Journal of American Academy of Child and Adolescent Psychiatry, 52,* 1260–1271. http://doi.org/10.1016/j.jaac.2013.09.009

Brezo, J., Paris, J., Tremblay, R., Vitaro, F., Hebert, M. & Turecki, G. (2007). Identifying correlates of suicide attempts in suicidal ideators: a population-based study. *Psychological Medicine, 37,* 1551–1562. http://doi.org/10.1017/S0033291707000803

Bridge, J.A., Jyengar, S., Salary, C.B., Barbe, R.P., Birmaher, B., Pincus, H.A. et al. (2007). Clinical response and risk for suicidal ideation and suicide attempts in pediatric antidepressant treatment. *Journal of American Medical Association, 297,* 1683–1696. http://doi.org/10.1001/jama.297.15.1683

Bronisch, T. (1995). *Der Suizid. Ursachen – Warnsignale – Prävention.* München: Beck.

Bronisch, T. (1999). Erkennen von Suizidalität. *Journal Psychotherapie, Psychiatrie, Psychotherapie und Medizinisch Klinische Psychologie, 4,* 141–144.

Bronisch, T. & Hergerl, U. (2011). Suizidalität. In H.J. Möller, G. Laux & H.P. Kapfhammer (Hrsg.), *Psychiatrie, Psychosomatik, Psychotherapie* (S. 1469–1501). Berlin: Springer.

Brunner, R., Parzer, P., Haffner, J., Steen, R., Roos, J., Klett, M. & Resch, F. (2007). Prevalence and psychological correlates of occasional and repetitive deliberate self-harm in adolescents. *Archives Pediatric Adolescence Medicine, 16,* 41–49. http://doi.org/10.1001/archpedi.161.7.641

Brunner, R. & Schmahl, C. (2012). Nicht-suizidale Selbstverletzung (NSSV) bei Jugendlichen und jungen Erwachsenen. *Kindheit und Entwicklung, 21,* 5–15. http://doi.org/10.1026/0942-5403/a000065

Brunstein-Klomek, A., Marrocco, F., Kleinman, M., Schonfeld, I.S. & Gloud, M.S. (2007). Bulling, depression and suicidality in adolescents. *Journal of the American Academy of Child and Adolescence Psychiatry, 46,* 40–49. http://doi.org/10.1097/01.chi.0000242237.84925.18

Burke, A.K., Galfalvy, H., Everett, B., Currier, D., Zelazny, J. & Oquendo, M.A. (2010). Effect of exposure to suicidal behaviour on suicide attempt in a high-risk sample of offspring of depressed parents. *Journal of the American Academy of Child and Adolescent Psychiatry, 49,* 114–121.

Carli, V., Hoven, C.W., Wassermann, C., Chiesa, F., Guffanti, G., Sarchiapone, M. et al. (2014). A newly identified group of adolescents at "invisible" risk for psychopathology and suicidal behaviour: findings from the SEYLE study. *World Psychiatry, 13*(1), 78–86.

Cavanagh, J.T.O., Carson, A.H., Sharpe, M. & Lawrie, S.M. (2003). Psychological autopsy studies of suicide: a systematic review. *Psychological Medicine, 33,* 395–405. http://doi.org/10.1017/S0033291702006943

Cha, B.C., Franz, P.J., Guzman, E.M., Glenn, C.R., Kleiman, E.M. & Nock, M.K. (2018). Annual research review: suicide among youth – epidemiology, (potential) etiology, and treatment. *Journal of Child Psychology and Psychiatry, 59,* 460–482. http://doi.org/10.1111/jcpp.12831

Chehil, S. & Kutcher, S. (2013). *Das Suizidrisiko.* Bern: Huber.

Cheng, S.T. & Chan, A.C. (2007). Multiple pathways from stress to suicidality and the protective effect of social support in Hong Kong adolescents. *Suicide Life Therapy Behavior, 37,* 187–196. http://doi.org/10.1521/suli.2007.37.2.187

Chioquenta, A.P. & Stilles, T.C. (2006). Psychometric properties of the Beck Scale for Suicide Ideation: a Norwegian study with university students. *Nordic Journal of Psychiatry, 60,* 400–404. http://doi.org/10.1080/08039480600937645

Chronis-Tuscano, A., Molina, B.S. & Pelham, W.E. (2010). Very early predictors of adolescent depression and suicide attempts in children with attention-deficit/hyperactivity disorder. *Archives of General Psychiatry, 67,* 1044–1051. http://doi.org/10.1001/archgenpsychiatry.2010.127

Claus, A. (2015). Rechtliche Grundlagen. In G. Lehmkuhl, F. Poustka, M. Holtmann & H. Steiner (Hrsg.), *Praxishandbuch Kinder- und Jugendpsychiatrie* (S. 90–107). Göttingen: Hogrefe.

Consoli, A., Peyre, H., Speranza, M., Hassler, C., Falissad, B., Touchette, E. et al. (2013). Suicidal behaviours in depressed adolescents: role of perceived relationships in the family. *Child and Adolescents Psychiatry Mental Health, 16,* 7–8.

Cox, G.R., Fisher, C.A., De Silva, S., Phelan, M., Akinwale, O.P., Simmons, M.B. & Hetrick, S.E. (2012). Interventions for preventing relapse and recurrence of a depressive disorder in children and adolescents. *Cochrane Database Systematic Research, 14,* 11–16: CD007504.

Daniel, S.S. & Goldston, D.B. (2009). Interventions for suicidal youth: A review of the literature and developmental considerations. *Suicide and Life-Threatening Behaviour, 39,* 252–268. http://doi.org/10.1521/suli.2009.39.3.252

Dawes, M.A., Mathias, C.W., Richard, D.M., Hill-Kapturczak, N. & Dougherty, D.M. (2008). Adolescent suicidal behaviour and substance use: developmental mechanisms. *Substance Abuse Journal, 31,* 13–28.

Deutsche Gesellschaft für Kinder- und Jugendpsychiatrie, Psychosomatik und Psychotherapie (DGKJP) et al. (2007). Suizidalität im Kindes- und Jugendalter. In *Leitlinien zu Diagnostik und Therapie von psychischen Störungen im Säuglings-, Kindes- und Jugendalter* (3., überarb. u. erw. Aufl., S. 409–421). Köln: Deutscher Ärzte-Verlag.

Deutsche Gesellschaft für Kinder- und Jugendpsychiatrie, Psychosomatik und Psychotherapie (DGKJP) et al. (2013). *S3-Leitlinie Behandlung von depressiven Störungen bei Kindern und Jugendlichen* (AWMF-Registernummer 028/043). Verfügbar unter https://www.awmf.org/leitlinien/detail/ll/028-043.html

Deutsche Gesellschaft für Kinder- und Jugendpsychiatrie, Psychosomatik und Psychotherapie (DGKJP) et al. (2016). *Leitlinie Suizidalität im Kindes- und Jugendalter* (4., überarb. Version, 31.05.2016). Verfügbar unter http://www.awmf.org/leitlinien/detail/ll/028-031.html

Devries, K.M., Mak, J.Y., Child, J.C., Falder, G., Bacchus, L.J., Astbury, J. & Watts, C.H. (2014). Childhood sexual abuse and suicidal behaviour: a meta-analysis. *Pediatrics, 133,* 1331–1344. http://doi.org/10.1542/peds.2013-2166

Diamond, G.M. (2014). Attachment-based family therapy interventions. *Psychotherapy, 51,* 15–19. http://doi.org/10.1037/a0032689

Dodegge, G. & Zimmermann, W. (2011). *PsychKG NRW Gesetz über Hilfen und Schutzmaßnahmen bei psychischen Krankheiten. Praxiskommentar* (3. Aufl.). Stuttgart: Boorberg.

Döpfner, M., Frölich, J. & Lehmkuhl, G. (2013). *Aufmerksamkeitsdefizit-/Hyperaktivitätsstörungen (ADHS)* (Leitfaden Kinder- und Jugendpsychotherapie, Bd. 1, 2., überarb. Aufl.). Göttingen: Hogrefe.

Döpfner, M. & Görtz-Dorten, A. (2017). *DISYPS-III. Diagnostik-System für psychische Störungen nach ICD-10 und DSM 5 für Kinder und Jugendliche – III.* Bern: Hogrefe.

Döpfner, M. & Petermann, F. (2012). *Diagnostik psychischer Störungen im Kindes- und Jugendalter* (3., überarb. Aufl., Leitfaden Kinder- und Jugendpsychotherapie, Bd. 2). Göttingen: Hogrefe.

Durckheim, E. (1973). *Der Selbstmord* (S. Herkommer & H. Herkommer, Übers.). Neuwied/Berlin: Luchterhand. (Original erschienen 1897 als Durckheim, E., Le suicide: Étude de sociologie).

Eisenwort, B., Berzlanovich, A., Heinrich, M., Schuster, A., Chocholons, P., Lindorfer, S., Eisenwort, G., Willinger, U. & Sonneck, G. (2007). Suicidology: suicide notes and their themes. *Nervenarzt, 78,* 674–678.

El-Sayed, A.M., Haloossim, M.R., Galea, S. & Koenen, K.C. (2012). Epigenetic modifications associated with suicide and common and anxiety disorders: a systematic review of the literature. *Biological Mood Anxiety Disorder, 14,* 10. http://doi.org/10.1186/2045-5380-2-10

Etzersdorfer, E. & Sonneck, G. (1999). Suizidprävention durch Beeinflussung von Medienberichten. *Psychotherapie, 34,* 199–205.

Evans, E., Hawton, K. & Rodman, K. (2004). Factors associated with suicidal phenomena in adolescents: a systematic review of population-based studies. *Clinical Psychology Research, 24,* 957–979. http://doi.org/10.1016/j.cpr.2004.04.005

Fegert, J., Späth, K. & Salgo L. (2001). *Freiheitsentziehende Maßnahmen in Jugendhilfe und Kinder- und Jugendpsychiatrie.* Münster: Votum.

Fergusson, D.M., McLeod, G.F. & Horwood, L.J. (2013). Childhood sexual abuse and adult developmental outcomes: findings from a 30-year longitudinal study in New Zealand. *Child Abuse Neglect, 37,* 664–674. http://doi.org/10.1016/j.chiabu.2013.03.013

Fischer, G., Ameis, N., Parzer, P., Plener, P.L., Groschwitz, R., Vonderlin, E. et al. (2014). The German version of the self-injurious thoughts and behaviors interview (SITBI-G): a tool to assess non-suicidal self-injury and suicidal behavior disorders. *BMC Psychiatry, 14,* 265.

Fleischhaker, C., Sixt, B. & Schulz, E. (2010). *DBT-A. Dialektisch-behaviorale Therapie für Jugendliche.* Berlin: Springer.

Fliege, H., Kocalevent, R.D., Walter, O.B., Beck, S., Gratz, K.L., Gutierrez, P.M. & Klapp, B.F. (2006). Three assessment tools for deliberate self-harm and suicide behavior: evaluation and psychopathological correlates. *Journal of Psychosomatic Research, 61,* 113–121.

Forkmann, T., Teismann, T. & Glaesmer, H. (2016). *Diagnostik von Suizidalität.* Göttingen: Hogrefe. http://doi.org/10.1026/02639-000

Fowler, J.C. (2012). Suicide risk assessment in clinical practice: pragmatic guidelines for imperfect assessments. *Psychotherapy, 49,* 81–90. http://doi.org/10.1037/a0026148

Genz, A. (2006, November). *Epochaler Wandel des suizidalen Verhaltens in Ostdeutschland – das Beispiel der Landeshauptstadt Magdeburg.* Vortrag gehalten auf dem DGPPN-Kongress vom 17.–21.11.2006, Berlin.

Gibbons, R.D., Brown, C.H., Hur, K., Davis, J. & Mann, J.J. (2012). Suicidal thoughts and behavior with antidepressant treatment: Reanalysis of the randomized placebo-controlled studies of fluoxetine and venlafaxine. *Archives of General Psychiatry, 69,* 580–587.

Gibbons, R.D., Brown, C.H., Hur, K., Marcus, S.M., Bhaumik, D.K., Erkens, J.A. et al. (2007). Early evidence of the effects of regulators suicidality warnings on SSRI prescriptions and suicide in children and adolescents. *American Journal of Psychiatry, 164,* 1356–1363.

Gibbons, R.D., Hur, K., Bhaumik, D.K. & Mann, J.J. (2006). The relationship between antidepressant prescription rates and rate of early adolescent suicide. *American Journal of Psychiatry, 163,* 1898–1904. http://doi.org/10.1176/ajp.2006.163.11.1898

Glaesmer, H., Kapusta, N.D., Teismann, T., Wagner, B., Hallensleben, N., Spangenberg, L. & Forkmann, T. (2018). Psychometrische Eigenschaften der deutschen Version des Suicide Behaviors Questionnaire Revised. *Psychotherapie, Psychosomatik, Medizinische Psychologie, 68,* 346–352.

Glischinski, M. von, Teismann, T., Prinz, S., Gebauer, J.E. & Hirschfeld, G. (2016). Depressive Symptom Inventory Suicidality Subscale: optimal cut points for clinical and non-clinical samples. *Clinical Psychology & Psychotherapy, 23,* 543–549. http://doi.org/10.1002/cpp.2007

Goldstein, T.R., Bridge, J.A. & Brent, D.A. (2008). Sleep disturbance preceding completed suicide in adolescents. *Journal of Consulting Clinical Psychology, 76,* 84–91. http://doi.org/10.1037/0022-006X.76.1.84

Goldston, D.B., Daniel, S.S., Erkanli, A., Reboussin, B.A., Mayfield, A., Frazier, P.H. & Treadway, S.L. (2009). Psychiatric diagnosis as contemporaneous risk factors for suicide attempts among adolescents and young adults: developmental changes. *Journal of Consulting and Clinical Psychology, 77,* 281–290.

Goldston, D.B., Daniel, S.S., Reboussin, B.A., Frazier, P.H. & Keller, A.E. (1999). Suicide attempts among formerly hospitalized adolescents: a prospective naturalistic study of risk during the first 5 years after discharge. *Journal of the American of Child and Adolescent Psychiatry, 38,* 660–671.

Goodyer, I.M., Dubicka, B., Wilkinson, P., Kelvin, R., Roberts, C., Byford, S. et al. (2008). A randomised controlled trial of cognitive behaviour therapy in adolescents with major depression treated by selective serotonin reuptake inhibitors. The ADAPT trial. *Health Technology Assessment, 12,* 1–80.

Görtz-Dorten, A. & Döpfner, M. (in Vorb.). *DISYPS-III-ILF – Interviewleitfäden zum Diagnostik-System für psychische Störungen nach ICD-10 und DSM 5 für Kinder und Jugendliche.* Bern: Hogrefe.

Harrod, C.S., Goss, C.W., Stallones, L. & DiGuiseppi, C. (2014). Interventions for primary prevention of suicide in university and other post-secondary educational settings. *Cochrane Database of Systematic Review, 2014*(10), [CD009439]. http://doi.org/10.1002/14651858.CD009439.pub2

Hauser, M., Galling, B. & Correll, C.U. (2013). Suicidal ideation and suicide attempts in children and adolescents with bipolar disorder: a systematic review of prevalence and incidence rates, correlates, and targeted interventions. *Bipolar Disorder, 15,* 507–523.

Hawton, K., Saunders, K.E. & O`Connor, R.C. (2012). Self-Harm and suicide in adolescents. *Lancet, 379,* 2373–2382. http://doi.org/10.1016/S0140-6736(12)60322-5

Hawton, K., Zahl, D. & Weatherall, R. (2003). Suicide following deliberate self-harm. Long-term follow-up of patients who presented to a general hospital. *British Journal of Psychiatry, 182,* 537–542. http://doi.org/10.1192/bjp.182.6.537

Henry, A., Kisicki, M.D. & Varley, C. (2012). Efficacy and safety of antidepressant drug treatment in children and adolescents. *Molecular Psychiatry, 17,* 1186–1193. http://doi.org/10.1038/mp.2011.150

Hegerl, U., Althaus, D., Schmidtke, A. & Niklewski, G. (2006). The alliance against depression: two year evaluation of a community based intervention to reduce suicidality. *Psychological Medicine, 36,* 1225–1234. http://doi.org/10.1017/S003329170600780X

Hegerl, U., Mergl, R., Havers, I., Schmidtke, A., Lehfeld, H., Niklewski, G. & Althaus, D. (2010). Sustainable effects in suicidality were found for the Nuernberg Alliance against Depression. *European Archives for Psychiatry and Clinical Neuroscience, 260,* 401–406.

Hesdorffer, D.C., French, J.A., Posner, K., Diventura, B., Pollard, J.R., Sperling, M.R. et al. (2013). Suicidal ideation and behavior screening in intractable focal epilepsy for drug trial. *Epilepsia, 54,* 879–887. http://doi.org/10.1111/epi.12128

Hetrick, S.E., McKenzie, J.E., Cox, G.R., Simmons, M.B. & Merry, S.N. (2012). Newer generation antidepressants for depressive disorders in children and adolescents. *Cochrane Database of Systematic Review, 2012*(11), [CD004851]. http://doi.org/10.1002/14651858.CD004851.pub3

Hohagen, F., Stiglmayr, C. & Sipos, V. (2011). Suizidalität in der Borderline-Behandlung: Non-Suizid-Vertrag oder Non-Suizid-Entschluss? *Verhaltenstherapie, 21,* 200–203.

Holden, R. & DeLisle, M. (2005). Factor analysis of the Beck Scale for Suicide Ideation with female suicide attempters. *Assessment, 12,* 231–238. http://doi.org/10.1177/1073191105274925

Holt, M.K., Vivoloo-Kantor, A.M., Polanin, J.R., Holland, K.M., Matjasko, J.L. & Wolfe, M.G. (2015). Bullying and suicidal ideation and behaviours: a meta-analysis. *Pediatrics, 135,* 496–509. http://doi.org/10.1542/peds.2014-1864

Holtkamp, K. & Herpertz-Dahlmann, B. (2001). Suizide und Suizidversuche im Kindes- und Jugendalter. *Monatsschrift Kinderheilkunde, 7,* 717—728. http://doi.org/10.1007/s001120170133

Holtmann, M., Legenbauer, T. & Grasmann, D. (2017). *Störung der Affektregulation* (Leitfaden Kinder- und Jugendpsychotherapie, Bd. 22). Göttingen: Hogrefe. http://doi.org/10.1026/02510-000

Hoyer, J. & Wittchen, H.U. (2011). Gesprächsführung in der Psychotherapie. In H.U. Wittchen & J. Hoyer (Hrsg.), *Klinische Psychologie & Psychotherapie* (Lehrbuch mit Online-Materialien, 2. Aufl., S. 435–448). Berlin: Springer.

Hulten, A., Jiang, G.X., Wasserman, D., Hawton, K., Hjelmeland, H., DeLeo, D. et al. (2001). Repetition of attempted suicide among teenagers in Europe: frequency, timing and risk factors. *European Child and Adolescents Psychiatry, 10,* 161–169. http://doi.org/10.1007/s007870170022

Ihle, W., Groen, G., Walter, D., Esser, G. & Petermann, F. (2012). *Depression* (Leitfaden Kinder- und Jugendpsychotherapie, Bd. 16). Göttingen: Hogrefe.

In-Albon, T., Plener, P.L., Brunner, R. & Kaess, M. (2015). *Selbstverletzendes Verhalten* (Leitfaden Kinder- und Jugendpsychotherapie, Bd. 19). Göttingen: Hogrefe.

Isacsson, G., Holmgren, P. & Ahlner, J. (2005). Selective serotonin reuptake inhibitor antidepressants and the risk of suicide: a controlled forensic database study of 14,857 suicides. *Acta Psychiatrica Scandinavica, 111,* 286–290. http://doi.org/10.1111/j.1600-0447.2004.00504.x

Jeon, H.J., Lee, C., Fava, M., Mischoulon, D., Shim, E.J., Heo, J.Y. et al. (2014). Childhood trauma, parental death, and their co-occurrence in relation to current suicidality risk in adults: a nationwide community sample Korea. *Journal of Nervous and Mental Disease, 202,* 870–876.

Joiner, T. (2005). *Why people die by suicide*. Cambridge: Harvard UP.

Joiner, T.E., Pfaff, J.J. & Acres, J.G. (2002). A brief screening tool of suicidal symptoms in adolescents and young adults in general health settings: reliability and validity data from Australian National Practice Youth Suicide Prevention Project. *Behaviour Research and Therapy, 40,* 471–481.

Joiner, T.E., Van Orden, K.A., Witte, T.K., Selby, E., Ribeiro, J.D., Lewis, R. & Rudd, M.D. (2009). Main predictions of the interpersonal-psychological theory of suicidal behavior: Emprirical tests in two samples of young adults. *Journal of Abnormal Psychology, 118* (3), 634–646.

Kaess, M., Brunner, R., Edanackaparamil, M., Schmidt, J., Kirsgil, J., Fischer, G. et al. (2016). Association of adolescent dimensional borderline personality pathology with path and current nonsuicidal self-injury and lifetime suicidal behavior: a clinical multicenter study. *Psychopathlogy, 49,* 356–363.

Kaess, M., Parzer, P., Haffner, J., Steen, R., Roos, J., Klett, M. et al. (2011). Explaining gender differences in non-fatal suicidal behaviour among adolescents: a population-based study. *BMC Public Health, 11,* 597. http://doi.org/10.1186/1471-2458-11-597

Kapusta, N.D., Fegert, J.M., Haring, C. & Plener, P.L. (2014). Psychotherapeutische Interventionen bei suizidalen Jugendlichen. *Psychotherapeut, 59,* 16–23. http://doi.org/10.1007/s00278-013-1027-z

Kelly, T.M., Cornelius, J.R. & Lynch, K.G. (2002). Psychiatric and substance use disorders as risk factors for attempted suicide among adolescents: a case control study. *Suicide Life Threat Behaviour Journal, 32,* 301–312. http://doi.org/10.1521/suli.32.3.301.22168

King, C.A., Foster, C.E. & Rogalski, K.A. (2013). *Teen suicide risk: a practitioner guide to screening, assessment and management*. New York: Guilford Press.

Kokkevi, A., Rotsika, V., Arapaki, A. & Richardson, C. (2012). Adolescents self-reported suicide attempts, self-harm thoughts and their correlates across 17 European countries. *Child Psychology and Psychiatry and Allied Disciplines, 53,* 381–389. http://doi.org/10.1111/j.1469-7610.2011.02457.x

Koyawala, N., Stevens, J., McBee-Strayer, S.M., Cannon, E.A. & Bridge, J.A. (2014). Sleep problems and suicide attempts among adolescents: a case-control study. *Behavior Sleep Medicine, 20,* 210–215.

Kutcher, S., Wie, Y. & Behzadi, P. (2017). School- and community-based youth suicide prevention interventions: hot idea, hot air, or sham? *Canadian Journal of Psychiatry, 62*(6), 381–387.

Ladwig, K.H., Kunrath, S., Lukaschek, K. & Baumert, J. (2012). The railway suicide of a famous German football player: impact on the subsequent of railway suicide acts in Germany. *Journal of Affective Disorder, 136,* 194–198. http://doi.org/10.1016/j.jad.2011.09.044

Lathi, A., Harju, A., Hakko, H., Riaka, K. & Räsänen, P. (2014). Suicide in children and young adolescents: a 25-year database on suicides from northern Finland. *Psychiatric Research, 58,* 123–128. http://doi.org/10.1016/j.jpsychires.2014.07.020

Lewinsohn, P.M., Rohde, P., Seeley, J.R. & Balwin, C.L. (2002). Gender differences in suicide attempts from adolescence to young adulthood. *Journal of the American Academy Child and Adolescents Psychiatry, 40,* 427–434.

Lewitzka, U., Hausmann, R., Bauer, M. & Conell, L. (2017). Spezielle psychopharmakologische Therapie und Prophylaxe. *Nervenheilkunde, 4,* 239–243.

Lieb, R., Bronisch, T., Höfler, M., Schreier, A. & Wittchen, H.U. (2005). Maternal suicidality and risk of suicidality in offspring: findings from a community study. *American Journal of Psychiatry, 162,* 1665–1671. http://doi.org/10.1176/appi.ajp.162.9.1665

Linehan, M.M. (1996a). *Dialektisch-Behaviorale Therapie der Borderline-Persönlichkeitsstörung.* München: Cip-Medien. (Original erschienen 1993 als Linehan, M.M., Cognitive-Behavioral Treatment of Borderline Personality Disorder)

Linehan, M.M. (1996b). *Trainingsmanual zur Dialektisch-Behaviorale Therapie der Borderline-Persönlichkeitsstörung.* München: Cip-Medien. (Original erschienen 1993 als Linehan, M.M., Skills Training Manual for Treating Borderline Personality Disorder)

Linehan, M., Goodstein, J., Nielson, S. & Chiles, J. (1983). Reasons for staying alive when you are thinking of killing yourself: The Reasons for Living Inventory. *Journal of Counseling and Clinical Psychology, 51,* 276–286. http://doi.org/10.1037/0022-006X.51.2.276

Ljung, T., Chen, Q., Lichtenstein, P. & Larsson, H. (2014). Common etiological factors of attention-deficit/hyperactivity disorder and suicidal behavior: a population-based study in Sweden. *JAMA Psychiatry, 71,* 958–964. http://doi.org/10.1001/jamapsychiatry.2014.363

Löchel, M. (1983). Die präsuizidale Symptomatik bei Kindern und Jugendlichen – ein Beitrag zur Früherkennung der Selbstmordgefährdung. In I. Jochmus & E. Förster (Hrsg.), *Suizid bei Kindern und Jugendlichen* (S. 61–65). Stuttgart: Enke.

Mann, J.J. (2003). Neurobiology of suicidal behavior. *Nature Reviews Neuroscience, 4,* 819–828. http://doi.org/10.1038/nrn1220

Mann, J.J., Apter, A., Bertolote, J., Beautraits, A., Currier, D., Haas, A. et al. (2005). Suicide prevention strategies: a systematic review. *Journal of the American Medical Association, 294,* 2064–2074. http://doi.org/10.1001/jama.294.16.2064

March, J.S., Klee, B.J. & Kremer, C.M. (2006). Treatment benefit and the risk of suicidality in multicenter, randomized, controlled trials of sertraline in children and adolescents. *Journal of Child and Adolescent Psychology, 16,* 91–102. http://doi.org/10.1089/cap.2006.16.91

Margraf, J. & Schneider, S. (Hrsg.). (2009). *Lehrbuch der Verhaltenstherapie. Band 1: Grundlagen, Diagnostik, Verfahren, Rahmenbedingungen.* Berlin: Springer.

Mars, B., Heron, J., Crane, C., Hawton, K., Kidger, K., Lewis, G. et al. (2014). Differences in risk factors for self-harm with and without suicidal intent: findings from the ALSPAC cohort. *Journal of Affective Disorder, 168,* 407–414. http://doi.org/10.1016/j.jad.2014.07.009

Martin, G. (1996). The influence of television suicide in a normal adolescent population. *Archives of Suicide Research, 2,* 103–117. http://doi.org/10.1080/13811119608251960

Mattejat, F. (2009). Familieninterventionen. In S. Schneider & J. Margraf (Hrsg.), *Lehrbuch der Verhaltenstherapie. Band 3: Störungen im Kindes- und Jugendalter* (S. 277–291). Berlin: Springer.

Mattejat, F. & Eimecke, S. (2008). Therapiebezogene Diagnostik. In H. Remschmidt, F. Mattejat & A. Warnke (Hrsg.), *Therapie psychischer Störungen bei Kindern und Jugendlichen* (S. 11–28). Stuttgart: Thieme.

Mattejat, F. & Quaschner, K. (2006). Problemanalyse, Fallkonzeptualisierung und Therapieplanung. In F. Mattejat (Hrsg.), *Verhaltenstherapie mit Kindern, Jugendlichen und ihren Familien* (S. 171–195). München: CIP-Medien.

Mattejat, F. & Quaschner, K. (2018). Familieninterventionen. In S. Schneider & J. Margraf (Hrsg.), *Lehrbuch der Verhaltenstherapie. Band 3: Störungen im Kindes- und Jugendalter* (2. Auflage, S. 283–300). Berlin: Springer.

McKeon, R. (2009). *Suicidal Behavior.* Göttingen: Hogrefe.

Mean, M., Righini, N.C., Narring, F., Jeannin, A. & Michaud, P.A. (2005). Substance use and suicidal conduct: a study of adolescents hospitalized for suicide attempt and ideation. *Acta Paediatrica, 94,* 952–959. http://doi.org/10.1080/08035250510029505

Mehlum, L., Tormoen, A.J., Ramberg, M., Haga, E., Diep, L.M., Laberg, S. et al. (2014). Dialectical behavior therapy for adolescents with repeated suicidal and self-harming behavior: A randomized trial. *Journal of the American Academy of Child and Adolescent Psychiatry, 53,* 1082–1091.

Melhem, N.M., Brent, D.A., Ziegler, M., Iyengar, S., Kolko, D., Oquendo, M. et al. (2007). Familial pathways to early-onset suicidal behavior: familial and individual antecedents of suicidal behavior. *American Journal of Psychiatry, 164,* 1364–1370. http://doi.org/10.1176/appi.ajp.2007.06091522

Messias, E., Kindrick, K. & Castro, J. (2014). School bullying, cyberbullying, or both: correlates of teen suicidality in the 2011 CDC Youth Risk Behavior Survey. *Comprehensive Psychiatry, 55,* 1063–1068. http://doi.org/10.1016/j.comppsych.2014.02.005

Miller, A., Rathus, J. & Linehan, M.M. (2007). *Dialectical behavior therapy with suicidal adolescents.* New York: Guilford-Press.

Mundt, J.C., Greist, J.H., Gelenberg, A.J., Katzelnick, D.J., Jefferson, J.W. & Model, J.G. (2010). Feasibility and validation of a computer-automated Columbia-Suicide Severity Rating Scale using interactive voice response technology. *Journal of Psychiatric Research, 44,* 12224–1228.

Nock, M.K., Borges, G. & Bromet, E.J. (2008). Cross-national prevalence and risk factors for suicidal ideation, plans and attempts. *British Journal of Psychiatry, 192,* 98–110. http://doi.org/10.1192/bjp.bp.107.040113

Nock, M.K., Green, J.G., Hwang, I., McLaughlin, K.A., Sampson, N.A., Zaslavsky, A.M. & Kessler, R.C. (2013). Prevalence, correlates, and treatment of lifetime suicidal behaviour among adolescents. *Journal of the American Medical Association Psychiatry, 70,* 300–310.

Nock, M.K., Holmberg, E.B., Photos, V.I. & Michel, B.D. (2007). Self-injurious thoughts and behaviors interview: development, reliability and validity in an adolescent sample. *Psychological Assessment, 19,* 300–310. http://doi.org/10.1037/1040-3590.19.3.309

O'Neil, K.A., Puleo, C.M., Benjamin, C.L., Podell, J.L. & Kendall, P.C. (2012). Suicidal ideation in anxiety-disordered youth. *Suicide Life Threat Behavior Journal, 42,* 305–317. http://doi.org/10.1111/j.1943-278X.2012.00091.x

Osman, A., Bagge, C.L., Gutierrez, P.M., Konick, L.C., Kopper, B.A. & Barrios, F.X. (2001). The Suicidal Behaviors Questionnaire-Revised (SBQ-R): validation with clinical and nonclinical samples. *Assessment, 8,* 443–454. http://doi.org/10.1177/107319110100800409

Ougrin, D., Tranah, T., Stahl, D., Moran, P. & Asarnow, J.R. (2015). Therapeutic interventions for suicide attempts and self-harm in adolescents: systematic review and meta-analysis. *Journal of the American Academy of Child and Adolescent Psychiatry, 54,* 97–107.

Parzeller, M., Wenk, M. & Rothschild, M.A. (2005). Die ärztliche Schweigepflicht. *Deutsches Ärzteblatt, 102,* 289–291.

Petersen, L., Sorensen, T.I., Andersen, P., Mortensen, P.B. & Hawton, K. (2014). Genetic and familial environmental effects on suicide attempts: a study of Danish adoptees and their biological and adoptive siblings. *Journal of Affective Disorder, 155,* 273–277. http://doi.org/10.1016/j.jad.2013.11.012

Phillips, D.P. (1974). The influence of suggestion on suicide: substantive and theoretical implications of the Werther effect. *American Sociology Review, 39,* 340–354. http://doi.org/10.2307/2094294

Picouto, M.D., Villar, F. & Braguehais, M.D. (2014). The role of serotonin in adolescent suicide: theoretical, methodological, and clinical concerns. *International Journal of Adolescent Medical Health, 27,* 129–133.

Pigeon, W.R., Pinquart, M. & Conner, K. (2012). Meta-analysis of sleep disturbance and suicidal thoughts and behaviors. *Journal of Clinical Psychiatry, 73,* 1160–1167. http://doi.org/10.4088/JCP.11r07586

Platt, S., Bille-Brahe, U. & Kerkhof, A. (1992). Parasuicide in Europe: the WHO/EURO Multicentre study on parasuicide. Introduction and preliminary analysis for 1989. *Acta Psychiatrica Scandinavica, 85,* 97–104. http://doi.org/10.1111/j.1600-0447.1992.tb01451.x

Plener, P.L. (2015). *Suizidales Verhalten und nichtsuizidale Selbstverletzungen.* Berlin: Springer.

Plener, P.L., Groschwitz, R.C. & Kapusta, N.D. (2017). Suizidalität im Kindes- und Jugendalter. *Nervenheilkunde, 2,* 227–232.

Plener, P.L., Libal, G., Keller, F., Fegert, J.M. & Muehlenkamp, J.J. (2009). An international comparison of adolescent non-suicidal self-injury (NSSI) and suicide attempts: Germany and the USA. *Psychological Medicine, 39,* 1549–1558. http://doi.org/10.1017/S0033291708005114

Pöldinger, W. (1968). *Die Abschätzung von Suizidalität*. Bern: Huber.

Posner, K., Brown, G.K., Stanley, B., Brent, D.A., Yershova, K.V., Oquendo, M.A. et al. (2011). The Columbia-Suicide Severity Rating Scale: initial validity and internal consistency findings from three multisite studies with adolescents and adulty. *American Journal of Psychiatry, 168,* 1266–1277.

Posner, K., Oquendo, M.A., Gould, M., Stanley, B. & Davies, M. (2007). Columbia Classification Algorithm of Suicide Assessment (C-CASA): classification of suicidal events in the FDA's pediatric suicidal risk analysis of antidepressants. *American Journal of Psychiatry, 164,* 1035–1043.

Poustka, F. (1986). Suizide und Suizidversuche im Kindes- und Jugendalter. In H. Remschmidt & M.H. Schmidt (Hrsg.), *Kinder- und Jugendpsychiatrie in Klinik und Praxis Band III* (S. 214–245). Stuttgart: Thieme.

Preyde, M., Vanderkooy, J., Chevalier, P., Heitzman, J., Warne, A. & Barrick, K. (2014). The psychosocial characteristics associated with NSSI and suicide attempt of youth admitted to an in-patient psychiatric unit. *Journal of Canadian Academy of Adolescents Psychiatry, 23,* 100–110.

Quaschner, K. (2006). Desensibilisierungs- und Konfrontationsmethoden. In F. Mattejat (Hrsg.), *Lehrbuch der Psychotherapie für die Ausbildung zur/zum Kinder- und Jugendlichentherapeutin/en und für die ärztliche Weiterbildung. Band 4: Verhaltenstherapie mit Kindern, Jugendlichen und ihren Familien* (S. 235–246). München: CIP-Medien.

Quaschner, K. (2011). Auf der Suche nach der geeigneten Therapie. Zum praktischen Stellenwert von Leitlinien. In H. Jürgen, J.C. Cramer-Düncher, U. Hein, J. Krause-Girth, C. Merz, T. Otte et al. (Hrsg.), *Verantwortung der Psychotherapie in der Gesellschaft* (2. Aufl., S. 215–228). Gießen: Psychosozial Verlag.

Radeloff, D., Lempp, T., Herrmann, E., Kettner, M., Bennefeld-Kersten, K. & Freitag, C.M. (2015). National total survey of German adolescent suicide in prison. *European Journal of Child and Adolescence Psychiatry, 24,* 219–225. http://doi.org/10.1007/s00787-014-0568-1

Range, L.M. (2005). The family of instruments that assess suicide risk. *Journal of Psychopathology and behavioral Assessment, 27,* 133–140. http://doi.org/10.1007/s10862-005-5387-8

Rathus, J.H. & Miller, A.L. (2002). Dialectical behavior therapy adapted for suicidal adolescents. *Suicide Life Treatment Behaviour, 32,* 146–157. http://doi.org/10.1521/suli.32.2.146.24399

Remschmidt, H. (2002). Early-onset schizophrenia as a progressive-deteriorating development disorder: Evidence from child psychiatry. *Journal of Neural Transmission, 109,* 101–117. http://doi.org/10.1007/s702-002-8240-3

Resch, F., Parzer, P. & Brunner, R. (2008). Self-mutilation and suicidal behaviour in children and adolescents: prevalence and psychosocial correlates: results of the BELLA study. *European Child and Adolescence Psychiatry, 17* (Suppl. 1), 92–98. http://doi.org/10.1007/s00787-008-1010-3

Rhodes, A.E., Boyle, M.H., Bridge, J.A., Sinyor, M., Linke, P.S., Tonmr, L. et al. (2014). Antecedents and sex/gender differences in youth suicidal behaviour. *World Journal of Psychiatry, 22,* 120–132. http://doi.org/10.5498/wjp.v4.i4.120

Rihmer, Z., Gonda, X., Torzsa, P., Kalabay, L., Akiskal, H.S. & Eory, A. (2013). Affective temperament, history of suicide attempt and family history of suicide in general practice patients. *Journal of Affective Disorder, 149,* 350–356. http://doi.org/10.1016/j.jad.2013.02.010

Ring, M., Harbauer, G., Hass, S., Schuetz, C., Andreae, A., Maercker, A. & Ajdacic-Gross, V. (2014). Validierung des Suizidalitätseinschätzungsinstruments PRIM-S (Pictorall Representation of Illness Self Measure – Suicidality). *Neuropsychiatrie, 28,* 192–197. http://doi.org/10.1007/s40211-014-0123-9

Ringel, E. (1953). *Der Selbstmord. Abschluss einer krankhaften seelischen Entwicklung*. Wien: Maudrich.

Ringel, E. (1985). *Der Selbstmord. Abschluss einer krankhaften seelischen Entwicklung* (unveränd. Nachdruck der 1. Auflage von 1953). Frankfurt: Fachbuchhandlung für Psychologie.

Robinson, J., Hetrik, S.E. & Martin, C. (2011). Preventing suicide in young people: Systematic review. *Australian and New Zealand Journal of Psychiatry, 45,* 3–26. http://doi.org/10.3109/00048674.2010.511147

Roy, A. (1983). Family history of suicide. *Archives of General Psychiatry, 40,* 971–974. http://doi.org/10.1001/archpsyc.1983.01790080053007

Roy, A. (2006). Family history of suicide and impulsivity. *Archives of Suicide Research, 10,* 347–352. http://doi.org/10.1080/13811110600790983

Roy, A. & Draper, R. (1995). Suicide among psychiatric hospital in-patients. *Psychology Medicine, 25,* 199–202. http://doi.org/10.1017/S0033291700028233

Roy, A. & Segal, N.L. (2001). Suicidal behavior in twins: a replication. *Journal of Affective Disorder, 66,* 71–74. http://doi.org/10.1016/S0165-0327(00)00275-5

Rubenstein, J.L., Halton, A., Kasten, L., Rubin, C. & Stechler, G. (1998). Suicidal behavior in adolescents: stress and protection in different family context. *American Journal of Orthopsychiatry, 68,* 274–284. http://doi.org/10.1037/h0080336

Rudd, M.D., Berman, A.L., Joiner, T.E., Nock, M.K., Siverman, M.M., Mandrusiak, M. et al. (2006a). Warning signs for suicide: theory, research, and clinical applications. *Suicide Life Threatening Behaviour, 36,* 255–262.

Rudd, M.D., Joiner, T. & Rajab, M.H. (2004). *Treating suicidal behavior.* New York: Guilford Press.

Rudd, M.D., Mandrusiak, M. & Joiner, T.E., Jr. (2006b). The case against no-suicide contracts: The commitment to treatment statement as a practice alternative. *Journal of Clinical Psychology, 62,* 243–251.

Sareen, J., Cox, B.J., Afifi, T.O., deGraaf, R., Asmundson, G.J., ten Have, M. & Stein, M.B. (2005). Anxiety disorders and risk for suicidal ideation and suicide attempts: a population-based longitudinal study of adults. *Archives of General Psychiatry, 62,* 1249–1257.

Schaller, S. & Schmidtke, A. (2013). Suizidalität. In G. Lehmkuhl, F. Poustka, M. Holtmann & H. Steiner (Hrsg.), *Lehrbuch der Kinder- und Jugendpsychiatrie, Band 1 und 2* (S. 1153–1168). Göttingen: Hogrefe.

Schilling, E.A., Asletine, R.H., Glannovsky, J.L., James, A. & Jacobs, D. (2009). Adolescent alcohol use, suicidal ideation, and suicide attempts. *Journal of Adolescent Health, 44,* 335–341. http://doi.org/10.1016/j.jadohealth.2008.08.006

Schmidtke, A., Bille-Brahe, U., DeLeo, D. & Kerkhof, A. (2004). The WHO/EURO multicenter study on suicidal behavior. History and aims of the study. In A. Schmidtke, U. Bille-Brahe, D. DeLeo & A. Kerkhof (Hrsg.) *Suicidal behaviour in Europe. Results from the WHO/EURO Multicentre Study on Suicidal Behaviour* (pp. 7–10). Göttingen Hogrefe.

Schmidtke, A. & Häfner, A. (1988). The Werther effect after television films: New evidence for an old hypothesis. *Psychological Medicine, 18,* 665–676. http://doi.org/10.1017/S0033291700008345

Schmidtke, A. & Schaller, S. (2000). The role of mass media in suicide prevention. In K. Hawton & K. van Heeringen (Eds.), *The international handbook of suicide and attempted suicide* (pp. 675–697). Chichester, UK: Wiley.

Schmidtke, A., Schaller, S. & Kruse, A. (2003). Ansteckungsphänomene bei den neuen Medien – Fördert das Internet Doppelsuizide und Suizidcluster? In E. Etzersdorfer, G. Fiedler & M. Witte (Hrsg.), *Neue Medien und Suizidalität* (S. 150–166). Göttingen: Vandenhoeck & Ruprecht.

Schneider, B. (2012). Behavioural therapy of suicidality. *European Archives of Psychiatry Clinical Neuroscience, 262,* 123–128. http://doi.org/10.1007/s00406-012-0351-6

Schneider, S., Pflug, V., In-Albon, T. & Margraf, J. (2017). *Kinder-DIPS Open Access: Diagnostisches Interview bei psychischen Störungen im Kindes- und Jugendalter.* Bochum: Forschungs- und Behandlungszentrum für psychische Gesundheit, Ruhr-Universität Bochum.

Shaffer, D., Gould, M.S., Fisher, P., Trautman, P., Moreau, D., Kleinman, M. & Flory, M. (1996). Psychiatric diagnosis in child and adolescent suicide. *Archives of General Psychiatry, 53,* 339–348. http://doi.org/10.1001/archpsyc.1996.01830040075012

Sheftall, A.H., Schoppe-Sullivan, S.J. & Bridge, J.A. (2014). Insecure attachment and suicidal behavior in adolescents. *Crisis, 35,* 426–430. http://doi.org/10.1027/0227-5910/a000273

Skapinakis, P., Bellos, S., Gkatsa, T., Magklara, K., Lewis, G., Araya, R. et al. (2011). The association between bullying and early stages of suicidal ideation in the late adolescence in Greece. *BMC Psychiatry, 11,* 22. http://doi.org/10.1186/1471-244X-11-22

Sonnek, G., Kapusta, N., Tomandl, G. & Voracek, M. (2012). *Krisenintervention und Suizidverhütung* (2., überarb. Aufl.). Wien: Universitätsverlag: facultas.wuv.

Soor, G.S., Yukin, I., Bridgman-Acker, K., Marble, R., Barnfield, P., Edwards, J. et al. (2012). The effects of gender on suicide in Ontario, Canada. *Journal of Canadian Academy of Child and Adolescent Psychiatry, 21,* 179–185.

Spirito, A., Esposito-Smythers, C., Wolff, J. & Uhl, K. (2011). Cognitive-behavioral therapy for adolescent depression and suicidality. *Clinical Child Psychology Psychiatry Clinical North America, 20,* 191–204. http://doi.org/10.1016/j.chc.2011.01.012

Stanley, B., Brown, G., Brent, D., Wells, K., Poiling, K., Curry, J. et al. (2009). Cognitive Behavior Therapy for Suicide Prevention (CBT-SP): treatment model, feasibility and acceptability. *Journal of the American Academy of Child and Adolescent Psychiatry, 48,* 1005–1013.

Stein, D.J., Chiu, W.T., Hwanng, I., Kessler, R.C., Sampson, N., Alonso, J. et al. (2010). Cross-national analysis of the association between traumatic events and suicidal behavior: findings from the WHO Mental Health Surveys. *PLoS One, 5* (5): e10574.

Strandheim, A., Bjerkeset, O., Gunnell, D., Bjørnelv, S., Holmen, T.L. & Bentzen, N. (2014). Risk factors for suicidal thoughts in adolescence-a prospective cohort study: the Young-HUNT study. *BMJ Open, 20, 4*(8): e005867.

Straub, J., Keller, F., Sproeber, N., Koelch, M.G. & Plener, P.L. (2015). Suicidal behavior in German adolescents: prevalence and association with depressive and manic symptoms. *Zeitschrift für Kinder- und Jugendpsychiatrie und Psychotherapie, 43,* 39–45. http://doi.org/10.1024/1422-4917/a000331

Strauss, J., Birmaher, B., Bridge, J., Axelson, D., Chiappetta, L., Brent, D. & Ryan, N. (2000). Anxiety disorders in suicidal youth. *Canadian Journal of Psychiatry, 45,* 739–745. http://doi.org/10.1177/070674370004500807

Suominen, K., Isometsa, E., Suokas, J., Haukka, J., Achte, K. & Lönnqvist, J. (2004). Completed suicide after a suicide attempt: a 37-year follow-up study. *American Journal of Psychiatry, 161,* 563–564. http://doi.org/10.1176/appi.ajp.161.3.562

Tait, l. & Michail, M. (2014). Educational interventions for general practitioners to identify and manage depression as a suicide risk factor in young people: a systematic review and meta-analysis protocol. *Systematic Reviews, 15*(3), 145. http://doi.org/10.1186/2046-4053-3-145

Tarrier, N., Taylor, K. & Gooding, D. (2008). Cognitive-behavioral interventions to reduce suicide behavior: a systematic review and meta-analysis. *Behavior Modification, 32,* 77–108.

Ten Have, M., van Dorsselaer, S. & de Graaf, R. (2013). Prevalence and risk factors for first onset of suicidal behaviors in the Netherlands Mental Health Survey and Incidence Study-2. *Journal of Affective Disorder, 147,* 205–211. http://doi.org/10.1016/j.jad.2012.11.005

Teismann, T. & Dorrmann, W. (2014). *Suizidalität* (Fortschritte der Psychotherapie, Bd. 54). Göttingen: Hogrefe.

Teismann, T., Koban, C., Illes, F.F. & Oermann, A. (2016). *Psychotherapie suizidaler Patienten. Therapeutischer Umgang mit Suizidgedanken, Suizidversuchen und Suiziden.* Göttingen: Hogrefe. http://doi.org/10.1026/02584-000

Thompson, E.A., Eggert, L.L., Randell, B.P. & Pike, K.C. (2001). Evaluation of indicated suicide risk prevention approaches for potential high school dropouts. *American Journal of Public Health, 91,* 742–752. http://doi.org/10.2105/AJPH.91.5.742

Trockel, M., Karlin, B.E., Taylor, C.B., Brown, G.K. & Manber, R. (2014). Effects of cognitive behavioral therapy for insomnia on suicidal ideation in veterans. *Sleep, 38,* 259–265. http://doi.org/10.5665/sleep.4410

Undheim, A.M. & Sund, A.M. (2013). Involvement in bullying as predictor of suicidal ideation among 12- to 15-year-old Norwegian adolescents. *European Child and Adolescence Psychiatry, 22,* 357–365. http://doi.org/10.1007/s00787-012-0373-7

van Geel, M., Vedder, P. & Tanilon, J. (2014). Relationship between peer victimization, cyberbullying, and suicide in children and adolescents: a meta-analysis. *JAMA Pediatrics, 168*(5), 435–442. http://doi.org/10.1001/jamapediatrics.2013.4143

van Heeringen, K., Bijttebier, S., Desmyter, S., Vervaet, M. & Baeken, C. (2014). Is there a neuroanatomical basis of the vulnerability to suicidal behavior? A coordinate-based meta-analysis of structural and functional MRI studies. *Frontal Human Neuroscience, 22*(8), 824.

van Heeringen, C., Bijttebier, S. & Godfrin, K. (2011). Suicidal brains: a review of functional and structural brain studies in association with suicidal behaviour. *Neuroscience Biobehavior Review, 35*(3), 688–698. http://doi.org/10.1016/j.neubiorev.2010.08.007

Värnik, A., Kölves, K., Allik, J., Arensman, E., Aromaa, E., van Audenhove, C. et al. (2009). Gender issues in suicide rates, tends and methods among youth aged 15–24 in 15 European countries. *Journal of Affective Disorder, 113,* 216–226. http://doi.org/10.1016/j.jad.2008.06.004

Värnik, P., Sisak, M., Aresman, E., Van Audenhove, C., van der Fles-Cornelis, C.M. & Hegerl, U. (2012). Validity of suicide statistics in relation to undetermined deaths the 2–20 benchmark. *Injury Prevention, 18*(5), 321–325. http://doi.org/10.1136/injuryprev-2011-040070

Verdoux, H., Liraud, F., Gonzales, B., Assens, F., Abalan, F. & Os van, J. (2001). Predictors and outcome characteristics associated with suicidal behavior in early psychosis: a two-year follow-up of first-admitted subjects. *Acta Psychiatrica Scandinavica, 103,* 347–354.

Wagner, B., Klinitzke, G., Braehler, E. & Kersting, A. (2013). Extreme obesity is associated with suicidal behavior and suicide attempts in adults: results of a population-based representative sample. *Depression and Anxiety, 30,* 957–981. http://doi.org/10.1002/da.22105

Walrath, C.M., Mandell, D.S., Qinghong, L., Holden, E.W., Carolis de, G., Santiago, R.L. & Leaf, P.E. (2001). Suicide attempts in the "Comprehensive Community Mental Health Services for Children and their Families" program. *Journal of Academy and Child and Adolescents Psychiatry, 40,* 1197–1205.

Warnke, A. (2008). Suizid und Suizidversuch – Suizidalität. In B. Herpertz-Dahlmann, F. Resch, M. Schulte-Markwort & A. Warnke (Hrsg.), *Entwicklungspsychiatrie. Biopsychologische Grundlagen und die Entwicklung psychischer Störungen* (S. 1006–1023). Stuttgart: Schattauer.

Warnke, A., Friese, H.J., Trott, G.E. & Wewetzer, C. (1996). Persönlichkeitsstörungen und suizidales Verhalten bei kinder- und jugendpsychiatrischen Patienten in stationärer Behandlung. In T. Bronisch & M. Wolfersdorf (Hrsg.), *Persönlichkeit – Persönlichkeitsstörungen und suizidales Verhalten* (S. 24–36). Regensburg: Roderer.

Warnke, A. & Romanos, M. (2014). Psychiatric emergency therapy in children and adolescents. In M. Gerlach, A. Warnke & L. Greenhill (Eds.), *Psychiatric drugs in children and adolescents. Basic pharmacology and practical applications* (pp. 493–498). Heidelberg: Springer. http://doi.org/10.1007/978-3-7091-1501-5_24

Wasserman, D., Hoven, C.W., Wasserman, C., Wall, M., Eisenberg, R., Hadlaczky, G. et al. (2015). School-based suicide prevention programmes: the SEYLE cluster-randomised, controlled trial. *Lancet, 385,* 1536–1544. http://doi.org/10.1016/S0140-6736(14)61213-7

Wender, P.H., Ketty, S.S., Rosenthal, D., Ortmann, J. & Lunde, I. (1986). Psychiatric disorders in the biological and adoptive families of adopted individuals with affective disorders. *Archives of General Psychiatry, 43,* 923–929. http://doi.org/10.1001/archpsyc.1986.01800100013003

Wewetzer, C. & Quaschner, K. (2019). *Ratgeber Suizidalität. Informationen für Betroffene, Eltern, Lehrer und Erzieher*. Göttingen: Hogrefe.

Wharff, E., Ginnis, K. & Ross, A. (2012). Family-based crisis intervention with suicidal adolescents in the emergency room: A pilot study. *Social Work, 57,* 133–143. http://doi.org/10.1093/sw/sws017

Wilcox, H.C., Kuramoto, S.J., Lichtenstein, P., Langström, N., Brent, D.A. & Runeson, B. (2010). Psychiatric morbidity, violent crime, and suicide among children and adolescents exposed to parental death. *Journal of American Academy of Child and Adolescents Psychiatry, 49,* 514–523.

Wilkinson, P., Kelvin, R., Roberts, C., Dubicka, B. & Goodyer, I. (2011). Clinical and psychosocial predictors of suicide attempts and nonsuicidal self-injury in the adolescent depression antidepressant and psychotherapy trial (ADAPT). *American Journal of Psychiatry, 168,* 495–501.

Wille, J. (2002). § 1631 b BGB in der amtsgerichtlichen Praxis. *Zentralblatt für Jugendrecht, 3,* 85–124.

Wintersteen, M.B., Diamond, G.S. & Fein, J.A. (2007). Screening for suicide risk in the pediatric emergency and acute care setting. *Current Opinion in Pediatrics, 19,* 398–404. http://doi.org/10.1097/MOP.0b013e328220e997

Wolfersdorf, M. (2008). Suizidalität. *Nervenarzt, 79,* 1319–1336. http://doi.org/10.1007/s00115-008-2478-2

Wolfersdorf, M.A. (2014). Suizid und Suizidprävention. Ein klinischer, psychosozialer Auftrag. *Neurologie und Psychiatrie, 16,* 36–44. http://doi.org/10.1007/s15005-013-0311-3

Wolfersdorf, M., Mauerer, C., Franke, C., Schiller, M. & König, F. (1999). Krisenintervention bei Suizidalität. *Journal für Psychotherapie, 4,* 146–154.

Wong, I. C, Besag, F.M., Santosh, P.J. & Murray, M.L. (2004). Use of selective serotonin reuptake inhibitors in children and adolescents. *Drug Safety, 27,* 991–1000. http://doi.org/10.2165/00002018-200427130-00002

Wong, M.M. & Brower, K.J. (2012). The prospective relationship between sleep problems and suicidal behaviour in the National Longitudinal Study of Adolescent Health. *Journal of Psychiatric Research, 46,* 953–959. http://doi.org/10.1016/j.jpsychires.2012.04.008

Wong, S.S., Zhou, B., Goebert, D. & Hishinuma, E.S. (2013). The risk of adolescent suicide across patterns of drugs use: a nationally representative study of high school students in the United States from 1999 to 2009. *Social Psychiatry and Psychiatric Epidemiology, 48,* 1611–1620.

Worchel, D. & Gearing, R.E. (2010). *Suicide assessment and treatment.* New York: Springer.

World Health Organization (WHO). (1992). *The ICD-10 Classification of Mental Health and Behavioural Disorders. Clinical descriptions and diagnostic guidelines.* Geneva: World Health Organization.

World Health Organization (WHO)/Dilling, H., Mombour, W. & Schmidt, M. (2016). *Internationale Klassifikation psychischer Störungen. ICD-10 Kapitel V (F). Klinisch-diagnostische Leitlinien* (10., überarb. Aufl.). Bern: Huber.

Wunderlich, U., Bronisch, T. & Wittchen, H.U. (1998). Comorbidity patterns in adolescents and young adults with suicide attempts. *European Archives of Psychiatry and Clinical Neuroscience, 248,* 87–95. http://doi.org/10.1007/s004060050023

Wunschel, I. & Linden, M. (2015). Hausaufgaben. In M. Linden & M. Hautzinger (Hrsg.), *Verhaltenstherapiemanual* (S. 139–142). Berlin: Springer.

Zeller, M.H., Reiter-Purtill, J., Jenkins, T.M. & Ratcliff, M.B. (2013). Adolescent suicidal behaviour across the excess weight status spectrum. *Obesity, 21,* 1039–1045. http://doi.org/10.1002/oby.20084

Zentrale Kommission zur Wahrung ethischer Grundsätze in der Medizin und ihren Grenzgebieten (Zentrale Ethikkommission bei der Bundesärztekammer). (2013). Zwangsbehandlung bei psychischen Erkrankungen. *Deutsches Ärzteblatt, 26,* 1170–1174.

Zuckerman, M.L., Vaughan, B.L., Whitney, J., Dodds, A., Yakhkind, A., MacMillan, C. et al. (2007). Tolerability of selective serotonin reuptake inhibitors in thirty-nine children under age seven: a retrospective chart review. *Journal of Child and Adolescent Psychology, 17,* 165–174.